令和4年版

死因究明等推進白書

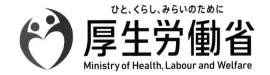

ひと、くらし、みらいのために
厚生労働省
Ministry of Health, Labour and Welfare

死因究明等推進白書の刊行に当たって

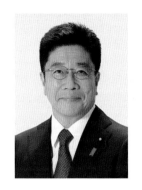

厚生労働大臣

加藤勝信

　近年の高齢化の進展に伴う死亡数の増加や、新型コロナウイルス感染症を始めとする新興感染症の脅威、大規模災害の発生リスク等を背景に、国民が安全で安心して暮らせる社会、そして、生命が尊重され個人の尊厳が保持される社会を実現する観点から、亡くなられた方の死因究明及び身元確認（以下「死因究明等」といいます。）の重要性はますます高まっております。

　死因究明等に関する施策については、平成24年に制定された「死因究明等の推進に関する法律」（２年間の時限立法。以下「推進法」といいます。）に基づき、平成26年に「死因究明等推進計画」を策定するとともに、公衆衛生の向上・増進等を目的とした解剖や死亡時画像診断に対する補助制度の確立、都道府県警察の検視官の現場臨場率の向上、大学における死因究明等に関する教育・研究拠点の整備といった成果を挙げてきました。

　推進法は平成26年に失効しましたが、死因究明等に関する施策を総合的かつ計画的に推進するための恒久法の制定が求められたことから、令和元年には推進法の後継法となる「死因究明等推進基本法」が制定されました。同法に基づき、令和２年４月に厚生労働省に死因究明等推進本部を置くとともに、令和３年６月に新たな「死因究明等推進計画」を策定し、政府全体で死因究明等に関する各種施策を推進しております。

　本書は、死因究明等推進基本法に基づき作成する初めての白書となります。新たな死因究明等推進計画に基づいて令和３年度中に政府が講じた施策を取りまとめるとともに、トピックスとして地方自治体や大学など関係機関における死因究明等に関する取組等を紹介しております。

　死因究明等を推進するためには、国民の皆様の十分な理解の下で、関係行政機関、大学、医療機関、関係団体、医師・歯科医師など、死因究明等に関係する方々が相互に連携を図りながら取組を進めていくことが重要です。

　本書が、関係者の皆様を含め、国民の皆様の死因究明等に対する理解と関心を深める一助となることを強く願っております。

令和４年９月

死因究明等推進白書 2022 **目 次**

資料編

第1章

我が国における死因究明等の推進に向けた政府の取組

1　犯罪死の見逃し事案を受けた主な取組

　我が国の死亡数は、昭和22年の113万8,238人から、昭和30年の69万3,523人に年々減少した後、昭和55年頃までほぼ70万人前後で一定であったが、その後徐々に増加し、平成15年には100万人を超え、平成20年には114万2,407人に達した（資1-1-1-1参照）。

　こうした死亡数の増加に伴い、警察が取り扱った死体[注1]（交通関係及び東日本大震災による死者を除く。以下同じ。）の数は、平成10年の10万7,173体から平成20年の16万1,838体に徐々に増加したが、そのうち、死因を明らかにするための有効な手段の一つである解剖が行われたものの占める割合は、この間、ほぼ10%前後にとどまっていた（資1-1-1-2参照）。

資1-1-1-1　我が国の死亡数の推移

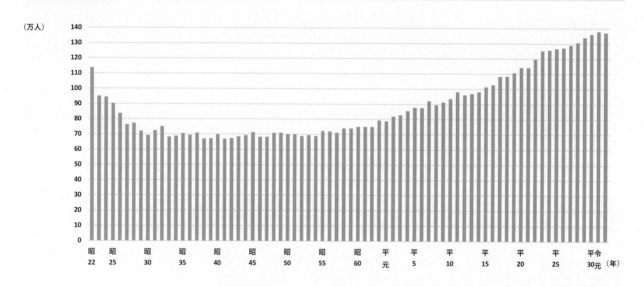

出典：厚生労働省資料による

注1）　警察において、死体を発見し、死体を発見した旨の通報を受け、又は死体に関する法令に基づく届出を受けて取り扱った死体をいう。

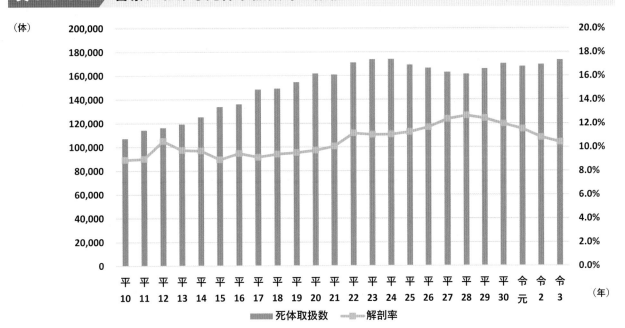

資1-1-1-2　警察における死体取扱数等の推移

出典：警察庁資料による

　こうした中、まれにではあるが、警察において犯罪性が認められないものとして取り扱った死体のうち、後に犯罪行為による死亡であることが明らかとなった、いわゆる犯罪死の見逃し事案が発覚したことも背景にして、政府においては、平成20年12月、犯罪対策閣僚会議[注2]において決定した「犯罪に強い社会の実現のための行動計画2008」に、「死体取扱数の増加に対応するため、的確な検視[注3]の実施に資する人員の増強、施設・資機材の整備、死亡時画像病理診断の積極的活用、医師の死体検案に対する意識・能力の向上を推進するとともに、解剖医・解剖施設の充実、大学医学部の法医学講座等との連携促進、監察医制度の更なる活用等死因究明体制を強化するための方策について検討する。」との記載を盛り込んだ。

　さらに、平成21年6月に閣議決定した「経済財政改革の基本方針2009」においても、「犯罪の見逃し及び公衆衛生の向上のため、法整備に向けた動きも踏まえつつ、死因究明制度に係る施策を着実に推進する。」との記載を盛り込み、関係省庁において、死因究明体制の強化等に向けた取組を推進した。

　また、平成22年1月以降、警察庁で開催された「犯罪死の見逃し防止に資する死因究明制度の在り方に関する研究会」（以下「研究会」という。）において、14回にわたる会合で重ねられた議論を踏まえ、平成23年4月、「犯罪死の見逃し防止に資する死因究明制度の在り方について」（以下「研究会報告書」という。）が取りまとめられた。

注2）「世界一安全な国、日本」の復活を目指し、関係推進本部及び関係行政機関の緊密な連携を確保するとともに、有効適切な対策を総合的かつ積極的に推進するため、随時開催される全閣僚を構成員として内閣総理大臣が主宰する会議。

注3）刑事訴訟法第229条の規定に基づき、死亡が犯罪に起因するものであるかどうか判断するために、五官の作用により死体の状況を調べる処分。

なお、研究会における検討が大詰めを迎えていた同年３月には、未曾有の大災害である東日本大震災が発生した。これにより、多くの尊い命が犠牲となったことに加え、被災地を襲った大津波の影響もあり、死体の身元確認作業は困難を極めた。こうした経験から、平素から身元確認のための態勢を整備しておくことの重要性が改めて認識された。

　研究会報告書を参考とし、我が国の死因究明制度の当時の状況を見るに、この制度に関する諸課題は多岐にわたるものであり、関係省庁が緊密に連携して取り組むべきものであったことから、平成23年７月に開催した犯罪対策閣僚会議において、内閣官房副長官を議長とし、関係省庁の局長級職員を構成員とする「死因究明制度に関するワーキングチーム」（以下「ワーキングチーム」という。）を設置し、政府全体として検討を進めていくこととした。

　ワーキングチームにおいては、我が国における死因究明制度の諸課題を解決するべく、①法医解剖制度（仮称）の創設及び法医学研究所（仮称）の設置、②法医学的検査の導入、③解剖医体制の強化、④薬毒物検査の拡充、⑤検案[注4]の高度化、⑥検視・死体見分の高度化、⑦身元確認の高度化及び⑧死体関連初動捜査力の向上の８つの検討事項について、関係省庁が緊密に連携し、精力的な検討を行い、平成24年７月、「死因究明制度に関するワーキングチームの検討結果」を取りまとめた（資1-1-1-3参照）。

資1-1-1-3　死因究明制度に関するワーキングチームの検討結果について（概要）

死因究明制度に関するワーキングチームの検討結果について（概要）

1　現状

○ 我が国における死亡数の増加
　平成23年の死亡数（推計）　1,261,000人
　　　　　　　　（平成14年の約1.3倍）

○ 警察における死体取扱数の増加と低調な解剖率
　平成23年中の死体取扱数　173,735体
　　　　　　　　（平成14年の約1.4倍）
　うち解剖に付された死体数　19,176体
　　　　　　　　　　（約11%）

○ 犯罪死の見逃し事案の発覚
　平成10年以降、45件の犯罪死の見逃し事案が発覚
　→ 死因究明制度を強化する必要性

○ 東日本大震災の発生
　→ 身元確認のための態勢を整備する必要性

○ 死因究明に対する国民の関心の高まり

2　経緯

○ 警察庁における「犯罪死の見逃し防止に資する死因究明制度の在り方に関する研究会」
　→ 平成23年4月　提言の取りまとめ

○ 平成23年7月　犯罪対策閣僚会議（第18回会合）
　「死因究明制度に関するワーキングチーム」の設置
　→ 在るべき死因究明制度について検討

3　ワーキングチームにおける検討結果

① 法医解剖制度(仮称)の創設及び法医学研究所(仮称)の設置
　・ 警察等が取り扱う死体についての新たな解剖制度の創設等について検討
　（「警察等が取り扱う死体の死因又は身元の調査等に関する法律」(以下「新法」という。)の成立）

② 法医学的検査の導入
　・ 簡易薬毒物検査やCT検査の積極的な実施を推進
　（法医学的検査について新法において明文化）

③ 解剖医体制の強化
　・ 法医人材養成を行う大学に対する支援
　・ 監察医制度の実態調査
　・ 司法解剖関連経費の増額

④ 薬毒物検査の拡充
　・ 薬毒物検査の拡充について検討
　　（新法に基づく解剖を実施する際における薬毒物検査の実施）

⑤ 検案の高度化
　・ 警察医等の検案能力向上のための講習会等の実施
　・ 法医学の専門的知見を有する医師による検視・死体見分への立会い
　・ 法医人材養成を行う大学に対する支援

⑥ 検視・死体見分の高度化
　・ 警察における検視官の増員及び「検視支援装置」の配備
　・ 海上保安部署における鑑識官の配置
　・ 検視・死体見分に係る事務の一部の合理化について検討

⑦ 身元確認の高度化
　・ 現行の身元不明死体の情報と行方不明者の情報との対照の仕組みに、DNA型及び歯科所見の情報を付加することについて検討
　・ 歯科医師に対する研修・教育の強化に関する各種取組の促進
　・ 歯科医師国家試験の出題基準の改定

⑧ 死体関連初動捜査力の向上
　・ 事情聴取、裏付け捜査、各種照会等の徹底
　・ 保険加入状況照会の迅速化のための制度構築について検討

出典：内閣官房資料による

注4）　医師が死因等を判定するために死体の外表を検査すること。

2　死因究明関連二法の成立

　こうした政府による検討が進む一方で、党派を超えた国会議員により、あるべき死因究明制度の確立を目指して検討が重ねられていた。その結果、平成24年6月、第180回通常国会において、議員立法により、死因究明等の推進に関する法律（平成24年法律第33号。平成26年9月失効。以下「推進法」という。）及び警察等が取り扱う死体の死因又は身元の調査等に関する法律（平成24年法律第34号。以下「死因・身元調査法」という。）が成立し、推進法は平成24年9月、死因・身元調査法は平成25年4月に施行された。

　推進法は、我が国において死因究明[注5]及び身元確認[注6]（以下「死因究明等」という。）の実施に係る体制の充実強化が喫緊の課題となっていることに鑑み、死因究明等の推進について、基本理念、国及び地方公共団体の責務並びに施策の基本となる事項を定めるとともに、必要な体制を整備することにより、死因究明等を総合的かつ計画的に推進することを目的としたものであり、内閣府に特別の機関として死因究明等推進会議を置くこと、政府は、講ずべき必要な法制上又は財政上の措置等を定めた死因究明等推進計画を定めなければならないことなどが定められた（資1-1-2-1参照）。

　また、死因・身元調査法は、警察等[注7]が取り扱う死体について、死因又は身元を明らかにするための措置に関し必要な事項を定めることにより、死因が市民生活に危害を及ぼすものであることが明らかになった場合に適切な措置の実施に寄与するとともに、遺族等の不安の緩和又は解消及び公衆衛生の向上に資し、もって市民生活の安全と平穏を確保することを目的とするものであり、警察署長等が、体液又は尿を採取して行う薬毒物検査や死亡時画像診断等の検査を行うことができること、遺族に必要性を説明した上で、その承諾を得ることなく、医師に解剖を行わせることができることなどが定められた（資1-1-2-2参照）。

注5）　推進法において、「死因究明」とは、死体について、検案、検視、解剖その他の方法により、死亡の原因、推定年月日時、場所等を明らかにすることをいう。

注6）　「身元確認」とは、死体の身元を明らかにすることをいう。

注7）　死因・身元調査法において、「警察等」とは、警察及び海上保安庁をいう。

死因究明等の推進に関する法律　概要

立法の背景

警察における死体取扱数の増加―平成23年・約17．4万体/10年で約1．4倍

○検視体制の不十分さ
○検案する医師の専門性の不足
○大学法医学教室の予算・後継者不足
○解剖率の低さ・地域的なばらつき　　　　　等

犯罪・事故の
見逃し

死因究明等の推進に関する法律

1　目的

　死因究明及び身元確認の実施に係る体制の充実強化が喫緊の課題となっていることに鑑み、死因究明等の推進に関する施策の在り方を横断的かつ包括的に検討し、及びその実施を推進するため、基本理念・国等の責務・基本方針等を定める。

2　死因究明等の推進に関する基本理念

　死因究明の推進は、①死者・遺族等の権利利益を踏まえてこれを適切に行うことが生命の尊重と個人の尊厳の保持につながるものであるとの基本的認識の下で、②人の死亡が犯罪行為に起因するものであるか否かの判別の適正の確保、公衆衛生の向上その他の死因究明に関連する制度の目的の適切な実現に資するよう行われるものとする。
　身元確認の推進は、身元確認が、生命の尊重と個人の尊厳の保持につながるものであるとともに、国民生活の安定及び公共の秩序の維持に資するものであるとの基本的認識の下で行われるものとする。

3　国及び地方公共団体の責務等

　国及び地方公共団体について、死因究明等の推進に関する施策の策定及び実施に関する責務を定めるほか、死因究明等に関係する者の連携協力について定める。

4　死因究明等の推進に関する基本方針

死因究明等の推進に関する重点施策は、以下のとおりとする。
①死因究明を行う専門的機関の全国的な整備
②法医学に係る教育及び研究の拠点の整備
③死因究明等に係る業務に従事する人材の育成、資質の向上
④警察等における死因究明等の実施体制の充実
⑤死体の検案及び解剖の実施体制の充実
⑥薬毒物検査、死亡時画像診断等死因究明のための科学的な調査の活用
⑦DNA鑑定、歯牙の調査等身元確認のための科学的な調査の充実及びデータベースの整備
⑧死因究明により得られた情報の活用及び遺族等に対する説明の促進

5　死因究明等推進計画

　政府は、死因究明等の推進に関する施策の総合的かつ計画的な推進を図るため、基本方針に即し、必要な措置を定めた死因究明等推進計画を定める。（閣議決定）

6　死因究明等推進会議

内閣府に、特別の機関として死因究明等推進会議を設置し、5の計画の案を作成。

7　医療の提供に関連して死亡した者の死因の究明のための制度についての検討

　医療の提供に関連して死亡した者の死因の究明のための制度については、その特殊性に鑑み、政府において別途検討するものとする。

8　施行期日等

公布日から3月以内で政令で定める日から施行し、2年後に失効。（限時法）

出典：衆議院法制局資料による

資1-1-2-2　警察等が取り扱う死体の死因又は身元の調査等に関する法律　概要

警察等が取り扱う死体の死因又は身元の調査等に関する法律　概要

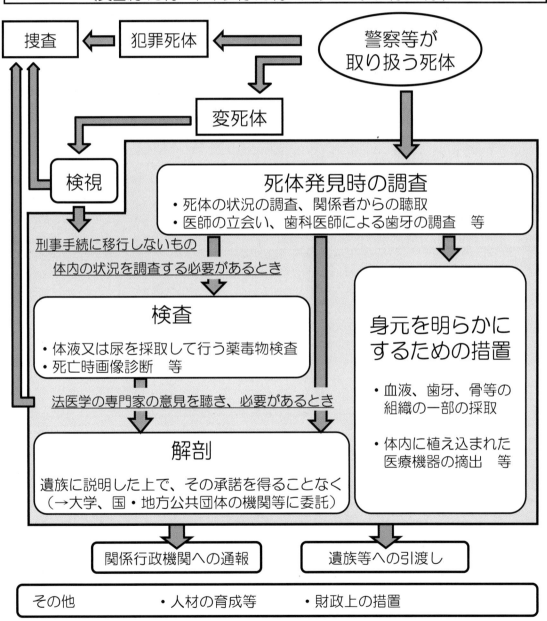

背景
○　時津風部屋力士傷害致死事件の発生（H19）
　　　警察が病死と判断した後、遺族の要望により行政解剖を実施した結果、
　　犯罪行為によるものを見逃していたことが明らかに。

現状
○　死体取扱総数の増加（H14　125,403体　→　H23　173,735体）
○　解剖率が諸外国に比べ低調　H23　約11％
　　　（英国約46％　ドイツ約19％　スウェーデン約89％）

捜査　←　犯罪死体　←　警察等が取り扱う死体

変死体

検視

死体発見時の調査
・死体の状況の調査、関係者からの聴取
・医師の立会い、歯科医師による歯牙の調査　等

刑事手続に移行しないもの

体内の状況を調査する必要があるとき

検査
・体液又は尿を採取して行う薬毒物検査
・死亡時画像診断　等

法医学の専門家の意見を聴き、必要があるとき

解剖
遺族に説明した上で、その承諾を得ることなく
（→大学、国・地方公共団体の機関等に委託）

身元を明らかにするための措置
・血液、歯牙、骨等の組織の一部の採取
・体内に植え込まれた医療機器の摘出　等

関係行政機関への通報　　遺族等への引渡し

その他　　　・人材の育成等　　　・財政上の措置

出典：衆議院法制局資料による

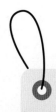

1 我が国における死因究明のための解剖制度

　我が国において、医師の診療管理外で死亡した死体等の死因又は身元が明らかでない死体は、警察等により、その死因や身元を明らかにするため、外表の調査、死体の発見された場所の調査、関係者に対する質問等が行われる。

　死因の判断については、警察等による死体の取扱結果も踏まえ、医師が死体を検案した上で行うが、その際、死因を明らかにするために死体の解剖が行われることもある。

　この解剖は、死体の状況等に応じて、刑事訴訟法（昭和23年法律第131号）、死因・身元調査法、死体解剖保存法（昭和24年法律第204号）、食品衛生法（昭和22年法律第233号）又は検疫法（昭和26年法律第201号）の規定に基づいて行われるものであり、それぞれの法律の規定[注8]により、実施主体や実施要件等を異にしている。

我が国における死因究明のための解剖制度（概要）

根拠条文	刑事訴訟法 第168条　等	死因・身元調査法 第6条	死体解剖保存法 第8条	死体解剖保存法 第7条	食品衛生法 第64条	検疫法 第13条
対象死体	犯罪死体又は犯罪死体の疑いがある死体	左記以外の死因不明の死体であって、被害の拡大・再発防止措置を講ずる必要があるかどうかを判断する上で、解剖を実施することが特に必要なもの	政令で定める地域（東京23区、大阪市、横浜市、名古屋市及び神戸市）内における伝染病、中毒又は災害により死亡した疑いのある死体その他死因不明の死体であって、検案によっても死因の判明しないもの	公衆衛生の向上又は医学の教育若しくは研究のため解剖を実施することが特に必要な死体等	食品、添加物、器具又は容器包装に起因し、又は起因すると疑われる疾病で死亡した者の死体であって、原因調査上必要があると認められるもの	検疫感染症につき、船舶等に対する病原体の有無に関する検査について解剖を行う必要があると認める死体
実施主体	検察官、司法警察員　等	警察署長 海上保安部長等	都道府県知事	解剖を行う医師等	都道府県知事等	検疫所長
裁判官の発する許可状の要否（実施要件）	必要	不要				
遺族の承諾（実施要件）	不要			原則必要		

出典：厚生労働省資料による

注8）　P90〜99資料編2〜6参照

3　死因究明等推進計画の策定

　平成 24 年 9 月、推進法が施行され、同法第 8 条第 1 項の規定に基づき、政府は、内閣府に内閣官房長官を会長とし、関係閣僚 9 名及び法医学者、刑事法学者等の有識者 10 名を委員とする死因究明等推進会議（以下「推進会議」という。）を設置した。

　そして同年 10 月、第 1 回の推進会議を開催し、死因究明等推進計画の案の作成に資するため、推進会議の委員 6 名を含む 14 名の有識者による死因究明等推進計画検討会（以下「旧検討会」という。）を開催することなどを決定した。

　旧検討会においては、推進法第 6 条に掲げられた重点的に検討、実施されるべき施策である①法医学に関する知見を活用して死因究明を行う専門的な機関の全国的な整備、②法医学に係る教育及び研究の拠点の整備、③死因究明等に係る業務に従事する警察等[注9]の職員、医師、歯科医師等の人材の育成及び資質の向上、④警察等における死因究明等の実施体制の充実、⑤死体の検案及び解剖の実施体制の充実、⑥薬物及び毒物に係る検査、死亡時画像診断[注10]その他死因究明のための科学的な調査の活用、⑦遺伝子構造の検査、歯牙の調査その他身元確認のための科学的な調査の充実及び身元確認に係るデータベースの整備及び⑧死因究明により得られた情報の活用及び遺族等に対する説明の促進の 8 つの施策について、大きく「人材の育成」、「施設等の整備」及び「制度の整備」の 3 つに分類した上で、順次議論することとされ、同月から 18 回にわたり検討が重ねられた。

　有識者からは、それぞれの経験と見識に基づき、諸外国の死因究明制度を参考とした我が国における死因究明制度の将来像に関する意見から喫緊の課題解消に向けて早急な対応が求められる施策に関する意見に至るまで幅広い意見が述べられ、関係行政機関も交え活発な議論が展開された。

　その結果、平成 26 年 4 月、旧検討会において、「死因究明等推進計画検討会最終報告書」（以下「最終報告書」という。）が取りまとめられた。

　そして、同年 6 月、推進会議は、最終報告書の内容を踏まえ、死因究明等の推進を行うための当面の重点施策として、上記の 8 つの施策を項目として掲げ、各項目ごとに政府が取り組むべき具体的施策を盛り込んだ死因究明等推進計画の案を決定し、同月、政府は、同案を基に「死因究明等推進計画」（以下「旧計画」という。資 1-1-3 参照）を閣議決定した。

注9)　推進法において、「警察等」とは、警察その他その職員が司法警察職員として死体の取扱いに関する業務を行う機関をいう。

注10)　推進法において、「死亡時画像診断」とは、磁気共鳴画像診断装置その他の画像による診断を行うための装置を用いて、死体の内部を撮影して死亡の原因を診断することをいう。

死因究明等推進計画の概要

◆死因究明等推進計画について
○死因究明等の推進に関する法律（平成24年法律第33号）に基づき、死因究明等の推進に関して必要な措置を定める計画
○死因究明等推進会議（会長：内閣官房長官）が計画の案を作成
○計画の案の作成に資するため有識者からなる死因究明等推進計画検討会を18回開催、最終報告書を取りまとめ（平成26年4月）
　⇒パブリックコメント、死因究明等推進会議を経て、**死因究明等推進計画を閣議決定（平成26年6月13日）**

第1 死因究明等推進計画策定の基本的考え方
○計画策定の経緯・背景
・高齢化の進展等に伴う死亡数の増加
・犯罪の見逃し防止
・平素から身元確認態勢を整備しておく重要性
⇒**死因究明等に係る施策の総合的かつ計画的な推進の必要性**

○計画策定によって期待される**効果**
① 死因究明等が、**重要な公益性を有するものとして位置付けられること**
② 死因究明等に係る**実施体制の強化**
③ 死因究明等に係る**人材の育成及び資質の向上**

第2 死因究明等を行うための当面の重点施策

1．法医学に関する知見を活用して死因究明を行う専門的な機関の全国的な整備
・政府における施策の管理・調整体制を構築し、施策を検証・評価・監視
・地方に対する関係機関・団体からなる協議会の設置の要請
・協議会等での検討結果を踏まえた地方の実情に応じた体制整備の要請　等

2．法医学に係る教育及び研究の拠点の整備
・大学における死因究明等に係る人材育成の促進　　　　　等

4．警察等における死因究明等の実施体制の充実
・検視官の臨場率の更なる向上、科学捜査研究所の体制整備　　等

3．死因究明等に係る業務に従事する警察等の職員、医師、歯科医師等の人材の育成及び資質の向上
・警察官、海上保安官に対する研修等の充実
・5年後を目途に、専門的研修を修了した医師が警察等への立会い・検案を実施できるよう、検案に携わる医師の充実及び技術向上　　　等

6．薬物及び毒物に係る検査、死亡時画像診断その他死因究明のための科学的な調査の活用
・薬毒物検査の充実、死亡時画像診断に関する研修の更なる充実　　等

5．死体の検案及び解剖の実施体制の充実
・小児死亡例に対する死亡時画像診断の情報の収集・分析・検証
・検案に際して必要な検査・解剖を明らかにするための研究の推進、異状死死因究明支援事業を活用した費用の支援　等

7．遺伝子構造の検査、歯牙の調査その他身元確認のための科学的な調査の充実及び身元確認に係るデータベースの整備
・身元確認に資する歯科診療情報の標準化に係る事業、DNA型情報等の活用 等

8．死因究明により得られた情報の活用及び遺族等に対する説明の促進
・必要な関係行政機関への通報等、遺族等への丁寧な対応　等

第3 推進体制等
○政府・地方の推進体制構築　　○大学、医療機関等の**関係者の協力の確保**　　○社会情勢の変化等踏まえ、**適宜施策の検証及び見直し**

出典：厚生労働省資料による

第2節	死因究明等推進基本法の成立

1　成立の経緯

　推進法は2年間の時限立法であったため、平成26年9月に失効したが、その後も政府においては、同年6月に閣議決定された旧計画に基づき、関係省庁の連携の下で、様々な取組を進めた（資1-2-1参照）。その結果、死因究明等推進協議会[注11]の設置が推進されたほか、警察等の検視体制が強化されるなどしており、旧計画は、我が国における死因究明等の実施体制の充実に一定の役割を果たした。

資1-2-1	死因究明等推進計画の推進状況（令和3年3月末現在）

死因究明等推進計画の推進状況（令和3年3月末現在）

1. 法医学に関する知見を活用して死因究明を行う専門的な機関の全国的な整備

- 協議会：・令和3年3月末において、41都道府県に死因究明等推進協議会が設置
　・厚生労働省において、平成27年4月から死因究明等推進協議会の設置関係費の財政支援を実施
- 災害：・平成27年7月、警察庁と日本医師会との間で、大規模災害発生時における医師派遣等の協力に関する協定を締結

2. 法医学等に係る教育及び研究の拠点の整備

- 大学：・文部科学省において、各大学における死因究明に関する教育の充実を要請
　・死因究明等を担う人材養成や死因究明に係る教育及び研究拠点整備のため、国公私立大学の取組を国立大学運営費交付金や大学改革推進等補助金を通じて支援

3. 死因究明等に係る業務に従事する警察等の職員、医師、歯科医師等の人材の育成及び資質の向上

- 検視官 鑑識官：・警察庁、海上保安庁において、検視官・鑑識官等の死因究明等業務に従事する職員を対象に専門的な研修を実施
- 検案医：・警察関係者と医療関係者等が連携した研修・訓練を実施
　・厚生労働省において、日本医師会に委託して「死体検案研修会（基礎）」、「死体検案研修会（上級）」を実施
- CT等：・厚生労働省において、異状死死因究明支援事業を通じて得られた解剖及び死亡時画像診断事例を検証
　・厚生労働省において、日本医師会に委託して「死亡時画像診断研修会」を実施
　・日本医師会ホームページに死亡時画像診断に特化したeラーニング教材を作成・掲載
　・厚生労働省において、平成26年9月から日本医師会委託事業「小児死亡事例に対する死亡時画像診断モデル事業」を開始

4. 警察等における死因究明等の実施体制の充実

- 臨場率：・警察庁において、検視体制の強化等を行った結果、令和2年中における検視官の臨場率が81.2％に向上
- 解剖：・令和2年中、司法解剖8,115体、死因・身元調査法に基づく解剖2,983体、その他の解剖（監察医による解剖・遺族の承諾による解剖）7,241体を実施
　（警察取扱い死体のうち、交通関係、東日本大震災による死者を除く）
- 鑑識官：・海上保安庁において、検視等を担当する鑑識官を75の海上保安部署に配置

5. 死体の検案及び解剖の実施体制の充実

- 支援：・厚生労働省において、異状死死因究明支援事業を通じた都道府県の解剖や死亡時画像診断の財政支援を実施
- 研究：・厚生労働省において、日本医師会における死亡診断書等作成支援ソフト開発をはじめとした「死因究明の推進に関する研究」を推進

6. 薬物及び毒物に係る検査、死亡時画像診断その他死因究明のための科学的な調査の活用

- 薬毒物 CT：・警察庁、海上保安庁において、薬毒物検査や死亡時画像診断の積極的な実施を推進
　・警察庁、海上保安庁において、死亡時画像診断の活用について病院との協力関係を強化・構築
- 科捜研：・警察庁において、全国の科学捜査研究所に整備されている薬毒物の分析機器を、より高度な分析が可能な機器に更新

7. 遺伝子構造の検査、歯牙の調査その他身元確認のための科学的な調査の充実及び身元確認に係るデータベースの整備

- DNA：・警察庁において、身元不明死体等のDNA型記録について整理・保管・対照する仕組みを構築し、平成27年4月から運用を開始
- 歯科：・厚生労働省において、日本歯科医師会等と連携し身元確認に資する歯科情報の標準規約「口腔診査情報標準コード仕様」を策定

8. 死因究明により得られた情報の活用及び遺族等に対する説明の促進

- 通報：・警察庁、海上保安庁において、死因・身元調査法に基づき必要に応じて関係行政機関に通報
- 遺族 説明：・厚生労働省において、死亡診断書等の内容について遺族にできるだけ丁寧に説明するよう死亡診断書等記入マニュアルに追記
　・警察庁、法務省、海上保安庁において、遺族に対し、プライバシー保護に留意した適切な説明の実施を促進

出典：厚生労働省資料による

注11）　地方の状況に応じた死因究明等の施策を検討するため、関係機関・団体等（知事部局、都道府県警察、都道府県医師会、都道府県歯科医師会、大学等）が協議する場として地方公共団体に設置されているもの。

こうした政府の取組が進められる一方で、推進法が失効する前から、党派を超えた国会議員により、推進法で定められていた死因究明等の推進に関する基本理念や国及び地方公共団体の責務を維持発展させる必要があるなどとして、推進法の後継法となる法律を制定しようとする検討が重ねられていた。その結果、令和元年6月、第198回国会において、議員立法により、恒久法である死因究明等推進基本法（令和元年法律第33号。以下「基本法」という。）[注12] が成立し、令和2年4月に施行された。

2　基本法の概要

基本法（資1-2-2参照）は、死因究明等に関する施策に関し、基本理念を定め、国及び地方公共団体等の責務を明らかにし、死因究明等に関する施策の基本となる事項を定め、並びに死因究明等に関する施策に関する推進計画の策定について定めるとともに、死因究明等推進本部を設置すること等により、死因究明等に関する施策を総合的かつ計画的に推進し、もって安全で安心して暮らせる社会及び生命が尊重され個人の尊厳が保持される社会の実現に寄与することを目的としている（基本法第1条）。

基本法が定める基本理念は次のとおりである（基本法第3条）。

1　死因究明等の推進は、次に掲げる死因究明等に関する基本的認識の下に、死因究明等が地域にかかわらず等しく適切に行われるよう、死因究明等の到達すべき水準を目指し、死因究明等に関する施策について達成すべき目標を定めて、行われるものとする。

①　死因究明[注13] が死者の生存していた最後の時点における状況を明らかにするものであることに鑑み、死者及びその遺族等の権利利益を踏まえてこれを適切に行うことが、生命の尊重と個人の尊厳の保持につながるものであること。

②　死因究明の適切な実施が、遺族等の理解を得ること等を通じて人の死亡に起因する紛争を未然に防止し得るものであること。

③　身元確認の適切な実施が、遺族等に死亡の事実を知らせること等を通じて生命の尊重と個人の尊厳の保持につながるものであるとともに、国民生活の安定及び公共の秩序の維持に資するものであること。

④　死因究明等が、医学、歯学等に関する専門的科学的知見に基づいて、診療において得られた情報も活用しつつ、客観的かつ中立公正に行われなければならないものであること。

2　死因究明の推進は、高齢化の進展、子どもを取り巻く環境の変化等の社会情勢の変化を踏まえつつ、死因究明により得られた知見が疾病の予防及び治療をはじめとする

注12）　P84資料編1参照
注13）　基本法において、「死因究明」とは、死亡に係る診断、若しくは死体の検案若しくは解剖又はその検視その他の方法によりその死亡の原因、推定年月日時及び場所等を明らかにすることをいう。

公衆衛生の向上及び増進に資する情報として広く活用されることとなるよう、行われるものとする。

3　死因究明の推進は、災害、事故、犯罪、虐待その他の市民生活に危害を及ぼす事象が発生した場合における死因究明がその被害の拡大及び予防可能な死亡である場合における再発の防止その他適切な措置の実施に寄与することとなるよう、行われるものとする。

また、基本法は、国の責務について、基本理念にのっとり、死因究明等に関する施策を総合的に策定し、及び実施する責務を有すると規定し、地方公共団体の責務について、基本理念にのっとり、死因究明等に関する施策に関し、国との適切な役割分担を踏まえて、その地方公共団体の地域の状況に応じた施策を策定し、及び実施する責務を有すると規定している。さらに、大学の責務について、基本理念にのっとり、大学における死因究明等に関する人材の育成及び研究を自主的かつ積極的に行うよう努めるものと規定している（基本法第4条～第6条）。

基本法が定める国及び地方公共団体が講ずべき基本的施策は次のとおりである。

1　死因究明等に係る人材の育成等（基本法第10条）

2　死因究明等に関する教育及び研究の拠点の整備（基本法第11条）

3　死因究明等を行う専門的な機関の全国的な整備（基本法第12条）

4　警察等[注14]における死因究明等の実施体制の充実（基本法第13条）

5　死体の検案及び解剖等の実施体制の充実（基本法第14条）

6　死因究明のための死体の科学調査の活用（基本法第15条）

7　身元確認のための死体の科学調査の充実及び身元確認に係るデータベースの整備（基本法第16条）

8　死因究明により得られた情報の活用及び遺族等に対する説明の促進（基本法第17条）

9　情報の適切な管理（基本法第18条）

また、基本法は、政府は死因究明等に関する施策の総合的かつ計画的な推進を図るため、死因究明等に関する施策に関する推進計画（以下「死因究明等推進計画」という。）を定めなければならないと規定しており、死因究明等推進計画では、次の事項について定めるものとされている（基本法第19条）。

①　死因究明等の到達すべき水準、死因究明等の施策に関する大綱その他の基本的な事項

②　死因究明等に関し講ずべき施策

③　①及び②に掲げるもののほか、死因究明等に関する施策を推進するために必要な事項

注14） 基本法において、「警察等」とは、警察その他その職員が司法警察職員として死体の取扱いに関する業務を行う機関をいう。

加えて、政府は、死因究明等に関する施策の進捗状況等を踏まえ、3年に1回、死因究明等推進計画に検討を加え、必要があると認めるときは、これを変更しなければならないとされている。

　また、基本法は、厚生労働省に、特別の機関として、死因究明等推進本部を置くと規定しており、死因究明等推進本部は、死因究明等推進計画の案の作成等の事務をつかさどることとされている（基本法第20条）。

　このほか、基本法は、地方公共団体はその地域の状況に応じて、死因究明等を行う専門的な機関の整備その他の死因究明等に関する施策の検討を行うとともに、当該施策の実施を推進し、その実施の状況を検証し、及び評価するための死因究明等推進地方協議会（以下「地方協議会」という。）を設けるよう努めるものと規定している（基本法第30条）。

資1-2-2　死因究明等推進基本法の概要

死因究明等推進基本法の概要

目的【第1条】

死因究明等（死因究明及び身元確認）に関する施策を総合的かつ計画的に推進し、もって安全で安心して暮らせる社会及び生命が尊重され個人の尊厳が保持される社会の実現に寄与。

基本理念【第3条】

① 死因究明等の推進は、⑴生命の尊重・個人の尊厳の保持につながること、⑵人の死亡に起因する紛争を未然に防止し得ること、⑶国民生活の安定及び公共の秩序の維持に資すること、⑷医学、歯学等に関する専門的科学的知見に基づいて、診療上の情報も活用しつつ、客観的かつ中立公正に行われなければならないこととの基本的認識の下に、死因究明等が地域にかかわらず等しく適切に行われるよう、死因究明等の到達すべき水準を目指し、死因究明等に関する施策について達成すべき目標を定めて、行われるものとする。
② 死因究明の推進は、⑴死因究明により得られた知見が公衆衛生の向上及び増進に資する情報として広く活用されるとともに、⑵災害、事故、犯罪、虐待等が発生した場合における死因究明がその被害の拡大及び再発の防止等の実施に寄与することとなるよう、行われるものとする。

国等の責務【第4条～第6条】

① 国：死因究明等に関する施策を総合的に策定し、実施する。
② 地方公共団体：国との適切な役割分担を踏まえて、地域の状況に応じた施策を策定し、実施する。
③ 大学：死因究明等に関する人材の育成及び研究を自主的かつ積極的に行うよう努める。

連携協力【第7条】

国、地方公共団体、大学、医療機関、関係団体、医師、歯科医師その他の死因究明等に関係する者は、死因究明等に関する施策が円滑に実施されるよう、相互に連携を図りながら協力しなければならない。

○ 法制上の措置等【第8条】　○ 年次報告【第9条】

基本的施策【第10条～第18条】

① 死因究明等に係る医師、歯科医師等の人材の育成、資質の向上、適切な処遇の確保等
② 死因究明等に関する教育及び研究の拠点の整備
③ 死因究明等を行う専門的な機関の全国的な整備
④ 警察等における死因究明等の実施体制の充実
⑤ 死体の検案及び解剖等の実施体制の充実
⑥ 死因究明のための死体の科学調査の活用
⑦ 身元確認のための死体の科学調査の充実及び身元確認に係るデータベースの整備
⑧ 死因究明により得られた情報の活用及び遺族等に対する説明の促進
⑨ 情報の適切な管理

死因究明等推進計画【第19条】

到達すべき水準・個別的施策等を定め、閣議決定→実施状況の検証・評価・監視→3年に1度見直し（ローリング）

死因究明等推進本部【第20条～第29条】　厚生労働省に設置

・死因究明等推進計画の案の作成
・施策について必要な関係行政機関相互の調整
・施策に関する重要事項の調査審議、施策の実施の推進、実施状況の検証・評価・監視
【組織】本部長：厚生労働大臣、本部員（10名）：本部長以外の国務大臣・有識者・専門委員・幹事・事務局を置く

死因究明等推進地方協議会【第30条】

地方公共団体は、その地域の状況に応じて、死因究明等を行う専門的な機関の整備その他の死因究明等に関する施策の検討を行うとともに、当該施策の実施を推進し、その実施の状況を検証し、及び評価するための死因究明等推進地方協議会を設けるよう努めるものとする。

医療の提供に関連して死亡した者の死因究明に係る制度【第31条】

医療の提供に関連して死亡した者の死因究明に係る制度については、別に法律で定めるところによる。

検討【附則第2条】

国は、死因究明等により得られた情報の一元的な集約及び管理を行う体制、子どもが死亡した場合におけるその死亡の原因に関する情報の収集、管理、活用等の仕組み、あるべき死因究明等に関する施策に係る行政組織、法制度等の在り方その他のあるべき死因究明等に係る制度について、本法施行後3年を目途として検討を加えるものとする。

※ 令和2年4月1日から施行

出典：厚生労働省資料による

1　策定の経緯

　基本法の規定に基づき、政府は、厚生労働省に死因究明等推進本部（以下「本部」という。）を設置するとともに、本部の事務を処理させるため事務局を設置した。本部は、厚生労働大臣を死因究明等推進本部長とし、内閣総理大臣が指定した総務大臣、法務大臣、文部科学大臣、国土交通大臣及び国家公安委員会委員長並びに厚生労働大臣が任命した有識者5名を死因究明等本部員として構成した（資1-3-1-1及び資1-3-1-2参照）。

　また、厚生労働大臣は、専門の事項を調査させるための専門委員として、法医学者、法歯科医学者、刑事法学者、弁護士等多方面の有識者16名を任命するとともに（資1-3-1-1及び資1-3-1-2参照）、幹事として、関係省庁の局長級職員6名を任命した。

　そして、令和2年6月、第1回の本部を開催し、本部の運営について定めた「死因究明等推進本部運営規則」[注15]、令和3年4月を目処に死因究明等推進計画の案を作成することなどを定めた「死因究明等推進計画の案の作成方針について」[注16]（資1-3-1-3参照）及び死因究明等推進計画の案の作成に資するため、死因究明等推進計画検討会（以下「検討会」という。）を開催することなどを定めた「死因究明等推進計画検討会の開催について」[注17]（資1-3-1-1参照）を決定した。

資1-3-1-1　死因究明等推進計画策定の体制について

死因究明等推進計画策定の体制について

死因究明等推進本部

○死因究明等推進基本法（第20条～29条）に基づき設置。
○死因究明等推進計画（基本法第19条）の案の作成を行う。
○構成員
　・本部長：厚生労働大臣
　・本部員：総務大臣、法務大臣、文部科学大臣、国土交通大臣、国家公安委員会委員長
　　　　　　有識者　5名　　5名のうち1名
○構成員のほか、専門委員及び事務局を設置
　・専門委員　有識者　16名　　16名
　・事務局
　　－事務局長：医政局長
　　－参事官：医政局医事課長
　　－企画官：医政局医事課死因究明等企画調査室長
○第1回推進本部を6月15日～25日に持ち回り開催し、以下について本部決定（令和2年6月25日付）。
　・死因究明等推進本部運営規則
　・死因究明等推進計画の案の作成方針について
　・死因究明等推進計画検討会の開催について

死因究明等推進計画の案の作成に向けた検討

死因究明等推進計画検討会

○「死因究明等推進計画の案の作成方針について」（本部決定）に基づき設置。
○死因究明等推進計画の案の作成に資する報告書をとりまとめる。
○座長は本部長が指名（佐伯 本部員）。
○構成員：計17名（本部員1名、専門委員16名）
○必要に応じ、関係行政機関の職員その他の者の出席が可能。

出典：厚生労働省資料による

注15）　P103資料編11参照
注16）　P105資料編12参照
注17）　P106資料編13参照

資1-3-1-2 本部（第1回）及び検討会の構成員について

本部（第1回）及び検討会の構成員について

死因究明等推進本部（第1回）

＜本部長＞

厚生労働大臣	加藤　勝信

＜本部員＞

総務大臣	高市　早苗	中央大学大学院法務研究科教授	佐伯　仁志
法務大臣	森　まさこ	高知県知事	濱田　省司
文部科学大臣	萩生田　光一	日本歯科医師会会長	堀　憲郎
国土交通大臣	赤羽　一嘉	岡山大学長	槇野　博史
国家公安委員会委員長	武田　良太	日本医師会会長	横倉　義武

※ 閣僚は閣僚名簿順、有識者は50音順、敬称略

死因究明等推進計画検討会

＜構成員＞

高知県健康政策部副部長	家保　英隆	東京都監察医務院院長	鈴木　秀人
日本医師会副会長	今村　聡	日本法歯科医学会理事	都築　民幸
奈良県立医科大学教授	今村　知明	千葉大学医学部長兼副学長	中山　俊憲
日本医学放射線学会理事	蒲田　敏文	日本小児科学会	沼口　敦
日本法中毒学会理事	久保　真一	一橋大学大学院法学研究科教授	野口　貴公美
日本法医病理学会理事長	近藤　稔和	弁護士	原田　國男
中央大学大学院法務研究科教授	佐伯　仁志〔座長〕	東京都立大学法学部教授	星　周一郎
産経新聞社論説委員	佐藤　好美	日本歯科医師会副会長	柳川　忠廣
		東京大学大学院法学政治学研究科教授	米村　滋人

※ 50音順、敬称略

出典：厚生労働省資料による

資1-3-1-3 死因究明等推進計画策定までのスケジュール（案）

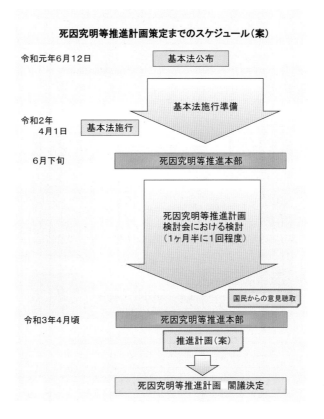

死因究明等推進計画策定までのスケジュール（案）

令和元年6月12日 → 基本法公布

基本法施行準備

令和2年4月1日 → 基本法施行

6月下旬 → 死因究明等推進本部

死因究明等推進計画検討会における検討（1ヶ月半に1回程度）

国民からの意見聴取

令和3年4月頃 → 死因究明等推進本部

推進計画（案）

死因究明等推進計画　閣議決定

出典：厚生労働省資料による

上記の「死因究明等推進計画検討会の開催について」に基づき、検討会は、令和2年7月から令和3年3月にかけて、6回にわたり開催された[注18]。

　各回の検討会を通じ、専門委員からは、関係省庁から提供された死因究明等に関する現状についての詳細なデータを踏まえつつ、それぞれの経験や見識に基づき、現状の課題や死因究明等推進計画に盛り込むべき施策等について、活発に意見が交わされた。

　また、第2回の検討会では、平成31年度以降、総務省行政評価局において実施されていた死因究明等の推進に関する政策評価の進捗状況について説明が行われ、その中で、死因究明等の取組の関係者に対するアンケート調査等の結果に基づき、地方協議会の設置は一部の県にとどまっていることや、設置している都道府県でも、運営に課題が多いことなどが紹介された。

　このほか、個別の施策の制度設計等については、関係する専門委員と関係省庁の職員を交えたWeb会議方式のミーティング（以下「ミーティング」という。）が行われ、議論が深められた。

　こうして、検討会やミーティングにおける検討を経て、死因究明等に関し講ずべき施策として、基本法第10条から第18条までに掲げられた基本的施策の下に具体的施策を掲げた死因究明等推進計画検討会報告書（以下「報告書」という。）が取りまとめられ、公表された。

　その後、パブリックコメントを経て、本部において、報告書を基にした死因究明等推進計画の案を決定し、この案を基に、令和3年6月1日、政府は、死因究明等推進計画を閣議決定した[注19]。

写真1-3-1-4　第1回検討会における本部長の挨拶の様子

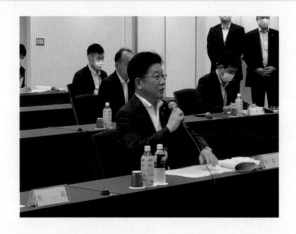

写真提供：厚生労働省

注18）　これらの検討会は、第3回の検討会のみ対面により開催されたが、その他は、新型コロナウイルス感染症対策の観点からWeb会議方式により開催された。

注19）　これに伴い、旧計画を廃止した。

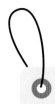

TOPICS

2　死因究明等の推進に関する政策評価について

　平成31年4月から令和3年3月までの間、総務省において、旧計画において各府省が実施することとされていた施策や、死因究明等の推進に向けた各種施策を対象に、行政機関が行う政策の評価に関する法律（平成13年法律第86号）第12条第1項の規定に基づく政策の評価が実施された。

　その結果、死因究明等の推進に係る政策については、①内閣府（令和2年度以降は厚生労働省）が把握している旧計画の重点的施策の進捗状況をみると、関係府省ごとの取組内容の記載にとどまっており、旧計画策定により期待される効果の観点から、どの程度の成果が上がっているのか、全体として評価できるものとはなっていないことや、②多くの都道府県において、地方の状況に応じた施策を検討するものと期待された地方協議会が、実効性ある議論の場として活用されていない実態が認められることから、その効果は限定的とみられることなどが指摘された。特に、地方協議会に関しては、政策の評価に当たって行われた調査の結果を踏まえ、死因究明等に係る課題の解決に向けた環境整備の在り方について、三つの視点からの考察がなされ、例示とともに示された。

　こうした評価の結果を踏まえて、令和3年3月、総務大臣から国家公安委員会委員長、法務大臣、文部科学大臣、厚生労働大臣及び国土交通大臣に対して、①国として推進すべき施策の具体化を図り、その実施状況を検証・評価すること、②地方協議会が課題の解決に向けて、現場の実態を踏まえた効果的な施策展開ができる場となるよう、積極的な支援（少なくとも基本的施策ごとに把握すべきデータを提示することなど）を行うことについて、意見の通知がなされた。

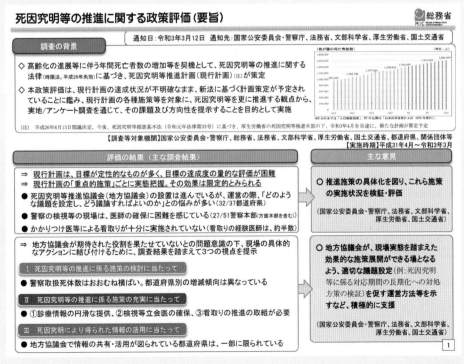

出典：総務省資料による

2　新たな死因究明等推進計画の概要

死因究明等推進計画（資1-3-2参照）[注20] では、死因究明等の到達すべき水準として、次の4つを掲げている。

① 死因究明等が、政府及び地方公共団体を始めとする社会全体において、重要な公益性を有するものとして認識され、位置付けられること

② 必要と判断された死因究明等が、死者及びその遺族等の権利利益を踏まえつつ、資源の不足等を理由とすることなく、実現される体制が整備されること

③ 全ての死因究明等が、専門的科学的知見に基づいて、客観的かつ中立公正に、適切に実施されること

④ 死因究明の成果が、死者及びその遺族等の権利利益の擁護に資するとともに、疾病の予防・治療を始めとする公衆衛生の向上・増進に資する情報として広く活用され、災害・事故・犯罪・虐待等における被害の拡大防止、予防可能な死亡の再発防止等にも寄与すること

また、死因究明等の施策の基本的な考え方として、基本法第10条から第18条までに掲げられた次の9つの基本的施策の下に具体的な施策を策定し、実施することや、施策の対象期間は、特に達成時期についての具体的な記載がある場合を除き、本計画策定後3年程度を目安とすることなどを明記している。

1　死因究明等に係る人材の育成等
2　死因究明等に関する教育及び研究の拠点の整備
3　死因究明等を行う専門的な機関の全国的な整備
4　警察等における死因究明等の実施体制の充実
5　死体の検案及び解剖等の実施体制の充実
6　死因究明のための死体の科学調査の活用
7　身元確認のための死体の科学調査の充実及び身元確認に係るデータベースの整備
8　死因究明により得られた情報の活用及び遺族等に対する説明の促進
9　情報の適切な管理

これらの基本的施策の下には、93の具体的な施策（再掲を含む。）を掲げており、その中には、旧計画に引き続いて講ずべきものとして掲げた施策と、新たに掲げた施策がある。このうち、新たに掲げた施策は主に次のようなものがある。

○ 厚生労働省において、死因究明等推進地方協議会における議論を活発化し、必要な施策形成を促進するため、各地方公共団体の取組の指針となるマニュアルを令和3年度中に策定する。また、当該マニュアルを通じて、地方公共団体毎の死因究明等の施

策に関する計画の策定を求め、地域の状況に応じた実効性のある施策の実施とその検証・評価、改善のサイクルの形成を促す。

○　厚生労働省において、各地域において必要な死因究明等が円滑に実施され、その結果が公衆衛生の向上・増進等に活用される体制が構築されるよう、地方公共団体に対し、死体検案、解剖、死亡時画像診断、薬毒物・感染症等の検査、身元確認等に係る専門的機能を有する体制整備に必要な協力を行う。

○　厚生労働省において、死体検案が専門的科学的知見に基づき適正に実施されるよう、引き続き、死体検案に従事する一般臨床医等が、死因判定等について悩んだ際に法医学者に相談することができる体制を全国的に運用し、その普及啓発を図る。

○　厚生労働省において、予防のための子どもの死亡検証（Child Death Review）の実施体制の整備について試行的に実施しているところ、死亡検証により得られた子どもの死亡の原因に関する情報の収集、管理、活用等の在り方について検討を行い、一定の方向性を明らかにする。

　また、推進体制と本計画の見直しとして、国は、本計画策定後3年に1回を目途に、本計画に検討を加え、必要に応じて見直すこととすることや、関係省庁の施策について少なくとも毎年1回のフォローアップを行い、必要な改善方策について関係省庁が検討する機会を設けることを明記している。

　このほか、中長期的な課題として、国が死因究明等の実務の主体となる地方公共団体や大学の体制等について基礎的な調査を行い、我が国の死因究明等の状況について一定の指標により実態を把握するとともに、把握したデータに基づき、今後、国において施策の評価や地域間の比較を行い、必要な人材確保、体制整備等についてより明確化することを目指すことや、新興感染症の脅威を踏まえ、解剖に従事する医師、警察等の検視・調査への立会い・検案をする医師等の安全確保に向けた方策についても引き続き検討することなどを明記している。

死因究明等推進計画の概要

◆死因究明等推進計画について

○死因究明等推進基本法（令和元年法律第33号）に基づき、死因究明等に関し講ずべき施策等を定める計画
○死因究明等推進本部（本部長：厚生労働大臣）が計画の案を作成
○計画の案の作成に資するため有識者からなる死因究明等推進計画検討会を6回開催、最終報告書を取りまとめ（令和3年3月）
　⇒パブリックコメント、死因究明等推進本部を経て、死因究明等推進計画が閣議決定（令和3年6月）

1 現状と課題

・人口の高齢化を反映した死亡者数の増加
・法医学教室の人員、検案を担う医師等の人材確保の必要性
・地方協議会の設置の促進、議論の活性化
・公衆衛生の向上・増進等を目的とした検査・解剖等が適切に実施される体制整備の必要性

2 死因究明等の到達すべき水準と基本的な考え方

○死因究明等の到達すべき水準

① 死因究明等が、重要な公益性を有するものとして位置付け
② 必要な死因究明等が実現される体制の整備
③ 客観的かつ中立公正に実施
④ 権利利益の擁護、公衆衛生の向上・増進、被害の拡大防止等にも寄与

3 死因究明等に関し講ずべき施策

(1)死因究明等に係る人材の育成等
・専門的な死体検案研修会等の各種研修の充実による医師等の資質向上
・都道府県医師会や同歯科医師会と都道府県警察との合同研修会等の実施
・検査や解剖結果等の検案医や読影する医師等への還元　　　　　　　　等

(2)死因究明等に関する教育及び研究の拠点の整備
・死因究明等に係る教育及び研究の拠点整備のための取組の維持・拡大

(3)死因究明等を行う専門的な機関の全国的な整備
・都道府県の実施体制や実績等に関する横断的な実態調査の実施
・地方公共団体の取組の指針となるマニュアルの策定
・地方公共団体における専門的機能を有する体制整備の要請・協力　　等

(4)警察等における死因究明等の実施体制の充実
・より効果的・効率的な検視官の運用
・都道府県医師会、法医学教室等との連携強化　　　　　　　　　　　等

(5)死体の検案及び解剖等の実施体制の充実
・公衆衛生の向上を目的とした検査・解剖に必要な報酬・備品、施設設備等の費用の支援
・検案する医師が法医学者に相談できる体制の構築、普及啓発　　　　等

(6)死因究明のための死体の科学調査の活用
・薬毒物・感染症等検査の充実、死亡時画像診断の研修の更なる充実　等

(7)身元確認のための死体の科学調査の充実及び身元確認に係るデータベースの整備
・歯科診療情報の活用のための大規模データベース構築に向けた検討の実施　等

(8)死因究明により得られた情報の活用及び遺族等に対する説明の促進
・必要な関係行政機関への通報、遺族等への丁寧な対応　　　　　　　等

(9)情報の適切な管理
・情報管理の重要性の周知徹底等を通じた情報の適切な管理

4 推進体制等

○3年に1回、計画を見直し　○毎年1回計画のフォローアップを実施　○必要な人材確保、体制整備の明確化等を中長期的課題として明記

出典：厚生労働省資料による

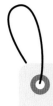

TOPICS

3　我が国における死亡数等の動向

　我が国における死亡数について、昭和50年以降の推移を見ると、昭和55年の72万2,801人から、令和2年の137万2,755人に徐々に増加（昭和55年比89.9％増）している。

　また、国立社会保障・人口問題研究所が公表している「日本の将来推計人口（平成29年推計）」（出生中位・死亡中位）によれば、今後も死亡数の増加は継続し、令和22年には、166万6千人まで増加すると推計されている。

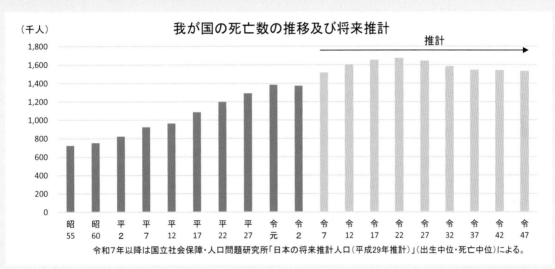

我が国の死亡数の推移及び将来推計

令和7年以降は国立社会保障・人口問題研究所「日本の将来推計人口（平成29年推計）」（出生中位・死亡中位）による。

出典：厚生労働省資料による

　このほか、近年猛威を振るっている新型コロナウイルスの感染については、令和2年1月15日に国内で最初の感染者が確認されて以降、急速に拡大しており、これに伴って、感染症の予防及び感染症の患者に対する医療に関する法律（平成10年法律第114号）に基づく報告による新型コロナウイルス感染症の陽性者であって、死亡したものの数（自治体により公表等された集計値）は、令和4年3月31日までに、2万8,089人まで増加した。

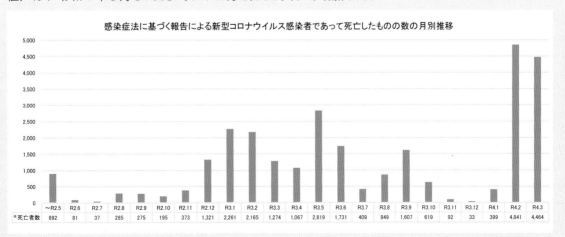

感染症法に基づく報告による新型コロナウイルス感染者であって死亡したものの数の月別推移

	～R2.5	R2.6	R2.7	R2.8	R2.9	R2.10	R2.11	R2.12	R3.1	R3.2	R3.3	R3.4	R3.5	R3.6	R3.7	R3.8	R3.9	R3.10	R3.11	R3.12	R4.1	R4.2	R4.3
死亡者数	892	81	37	285	275	195	373	1,321	2,261	2,165	1,274	1,067	2,819	1,731	409	849	1,607	619	92	33	399	4,841	4,464

出典：厚生労働省資料による

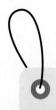

TOPICS

　新型コロナウイルス感染症対策においては、死体の死因究明を通じて、新型コロナウイルスへの感染の有無を確実に把握し、感染拡大防止措置に繋げることや、その病態を解明し、予防や治療に資する知見を蓄積することも重要であり、厚生労働省においては、新型コロナウイルス感染症を含む新たな感染症発生時に対応する検案・剖検体制の確立に関する研究を推進しているところである。

　こうした近年の死亡数の増加や新型コロナウイルス感染症を始めとする新興感染症の脅威・対策に加え、今後の大規模災害の発生リスク等に鑑みれば、我が国における死因究明等とその体制強化の重要性はますます高まっている。

　政府においては、こうした現状を踏まえつつ、死因究明等推進計画に基づき、死因究明等に関する施策の総合的かつ計画的な推進を図っている。

第2章

死因究明等推進計画に基づく施策の推進状況

（医師、歯科医師等の育成及び資質の向上）

1 大学を通じた死因究明等に係る教育拠点整備のための取組の継続・拡大

【施策番号1[注1]】

　文部科学省においては、平成29年度以降、基礎研究医養成活性化プログラムにより、不足する病理学や法医学等の基礎研究分野における優れた人材を養成するため、複数の大学が連携し、キャリアパスの構築を見据えた体系的で優れた教育を実施する国公私立大学の取組に対して必要な経費を支援している。

　また、令和3年度からは、同事業において、新たに法医学教室で意欲的な取組を行う大学が中心となり、近隣の大学及びその所在する自治体等と連携し、法医学分野を目指す大学院生の養成や、臨床医、臨床歯科医等の学び直しを行う教育拠点を構築する取組を支援している。

　その結果、令和3年度末時点で、支援する7大学が設置する11の教育コースにおいて、168名の大学院生等を受け入れている。

　このほか、令和3年度は、国立大学法人運営費交付金等を活用し、8大学において積極的な法医学等死因究明に係る教育及び研究の拠点の整備が行われている。

資2-1-1 法医学等死因究明に係る教育及び研究の拠点の整備

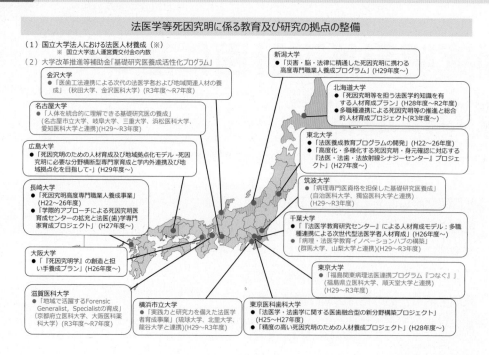

出典：文部科学省資料による

注1） 死因究明等推進計画（P108資料編15参照）との対応状況を明らかにするために付したもの。

2　大学に対する死因究明等推進計画等を踏まえた教育内容の充実の要請

【施策番号2】

　文部科学省においては、医学・歯学・薬学教育のモデル・コア・カリキュラムに盛り込まれた法医学、歯科法医学、薬毒物分析等に関連する記載について、その内容を大学に周知するとともに、死因究明等推進計画の内容等を踏まえた教育内容の充実を要請している。

　令和3年度は、全国医学部長病院長会議総会、国公立大学歯学部長・歯学部附属病院長会議、国立大学医学部長会議等の大学・病院関係者を対象とした会議において、死因究明等推進計画の趣旨等を周知するとともに、教育内容の充実を含めた死因究明等に係る取組を要請した。

資2-1-2　医学・歯学・薬学教育のモデル・コア・カリキュラム（抜粋）

医学・歯学・薬学教育モデル・コア・カリキュラム（抜粋）

医学【28年度改訂版】	歯学【28年度改訂版】	薬学【25年度改訂版】
B 社会と医学・医療 B-2 法医学と関連法規 B-2-1)死と法 ねらい：死の判定や死亡診断と死体検案を理解する。 学修目標： ①植物状態、脳死、心臓死及び脳死判定を説明できる。 ②異状死・異状死体の取り扱いと死体検案を説明できる。 ③死亡診断書と死体検案書を作成できる。 ④個人識別の方法を説明できる。 ⑤病理解剖、法医解剖（司法解剖、行政解剖、死因・身元調査法解剖、承諾解剖）を説明できる。	B 社会と歯学 B-2 健康と社会、環境 B-2-3)歯科による個人識別 ねらい：大規模災害時等における身元確認等に資するために、歯科による個人識別の重要性を理解する。 学修目標： ①歯科による個人識別を説明できる。 ②歯科医師による身元確認や関連する死因究明等の制度を説明できる。	C 薬学基礎 C2 化学物質の分析 （3）化学物質の定性分析・定量分析 GIO：化学物質の定性分析および定量分析に関する基本的事項を修得する。 （4）機器を用いる分析法 GIO：機器を用いる分析法の原理とその応用に関する基本的事項を修得する。
B-2-2)診療情報と諸証明書 ねらい：診療情報の利用方法、情報管理とプライバシー保護について学ぶ。 学修目標： ①診療録（カルテ）に関する基本的な知識（診療録の管理と保存（電子カルテを含む）、診療録の内容、診療情報の開示、プライバシー保護、セキュリティー、問題志向型医療記録<POMR>、主観的所見、客観的所見、評価、計画(subjective, objective, assessment, plan<SOAP>))を説明でき、実際に作成できる。 ②診療に関する諸記録（処方箋、入院診療計画書、検査・画像・手術の記録、退院時要約）を説明できる。 ③診断書、検案書、証明書（診断書、出生証明書、死産証書、死胎検案書、死亡診断書、死体検案書）を説明できる。 ④電子化された診療情報の作成ができ、管理を説明できる。	C 生命科学 C-5 病因と病態 C-5-7)個体の死 ねらい：個体の死の病因と病態を理解する。 学修目標： ①死の概念と生物学的な死を説明できる。	D 衛生薬学 D2 環境 化学物質・放射線の生体への影響 GIO：化学物質などの生体への有害作用を回避し、適正に使用できるようになるために、化学物質の毒性などに関する基本的事項を修得する。 【①化学物質の毒性】 7.代表的な中毒原因物質（乱用薬物を含む）の試験法を列挙し、概説できる。

出典：文部科学省資料による

3　死体検案研修会の充実

　厚生労働省においては、平成26年度以降、検案を行う医師の死体検案能力の向上を図ることを目的として、公益社団法人日本医師会（以下「日本医師会」という。）に委託して、死体検案業務に従事する機会の多い一般臨床医等を対象に、在宅死等を想定した基礎的な内容の死体検案研修会（基礎）及び大学の法医学教室等における現場実習を含む専門的な内容の死体検案研修会（上級）を実施している。

　令和3年度は、前年度に引き続き、新型コロナウイルス感染症対策の観点から、いずれの研修会も、受講者が受講者専用のWebサイト上で講義内容を収録した動画等を視聴する方法により講義を実施した。また、より多くの医師がこれらの研修を受講することができるよう、令和2年度から死体検案研修会（基礎）の受講者の募集人員を600人に増加させ（前年度比300人増）、令和3年度からは、死体検案研修会（上級）の受講者の募集人員を300人に増加させた（前年度比150人増）。

　その結果、令和3年度における死体検案研修会（基礎）の修了者数は543人、死体検案研修会（上級）の修了者数は183人であった。

資2-1-3　死体検案講習会事業の概要

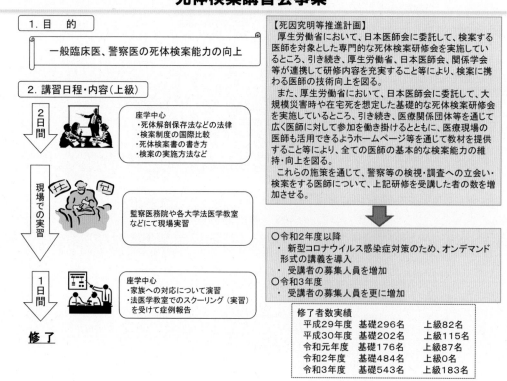

出典：厚生労働省資料による

4　異状死死因究明支援事業等の検証等

【施策番号4】

　厚生労働省においては、平成27年度以降、死因究明体制の充実や、疾病予防、健康長寿対策等の公衆衛生の向上に資することを目的として、異状死死因究明支援事業（P59【施策番号48】参照）を活用するなどして実施された解剖や死亡時画像診断の事例及び人口動態調査表等に記載された死因等の分析結果について検証を行う事業を実施している。

　令和3年度は、異状死死因究明支援事業を活用するなどして実施された解剖や死亡時画像診断に関する情報を収集し、関係機関において共有・分析するために構築したデータベースの運用開始に向けて、その具体的な運用要領等に関する検討を行った。

　また、法医学者等の有識者を交えて、人口動態調査により集積された人の死亡に関する情報について地理的に分析を行った上、その結果得られた情報を一部の都道府県知事部局に提供し、その有効性等について検討を行った。

資2-1-4　異状死死因究明支援事業等に関する検証事業の概要

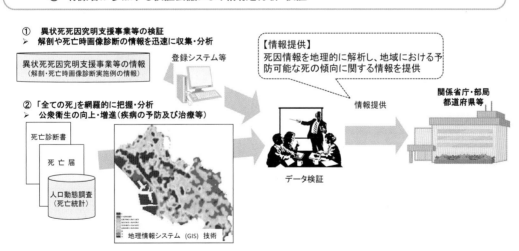

異状死死因究明支援事業等に関する検証事業

出典：厚生労働省資料による

5　都道府県医師会と都道府県警察による合同研修会等の開催等

【施策番号5】

　警察においては、都道府県医師会と都道府県警察との協力関係の強化や死体取扱業務の

能力向上を目的として、死体の取扱いに関する合同研修会等を積極的に開催している。

　また、日本医師会が開催する死体検案研修会に検視官[注2]等を派遣し、警察の死体取扱業務の状況や取扱事例を紹介するなどの協力を行っている。

　令和3年度は、21都道府県警察において、都道府県医師会との死体の取扱いに関する合同研修会等が開催され、法医学者や検視官等による最新の取扱事例や警察の死体取扱業務の状況に関する説明等の取組が行われた。

　また、日本医師会が開催する死体検案研修会（基礎）がe-ラーニング形式で行われたところ、埼玉県警察の検視官が講師となって、警察が行う検視や調査等について講義を行う動画を撮影し、提供するなどの協力を行った。

　海上保安庁においては、都道府県医師会及び都道府県警察と調整を図り、死体の取扱いに関する合同研修会等への参画機会の拡充に努めるとともに、海上保安庁の死体取扱業務の状況や取扱事例を紹介するなどの協力を行っている。

　令和3年度は、3海上保安本部において、都道府県医師会等との死体の取扱いに関する合同研修会に参加した。

写真2-1-5　新潟県医師会と新潟県警察による新潟県警察医会定期総会及び研修会

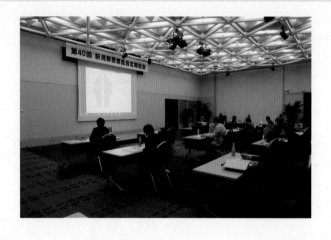

写真提供：警察庁

6　検案医等への解剖等の結果の還元

【施策番号6】

　警察及び海上保安庁においては、検案する医師や死亡時画像を読影する医師（次頁において「検案医等」という。）の育成及び資質の向上に資することを目的として、死因・身元調査法第6条の規定に基づく解剖（以下「調査法解剖」という。）や第5条の規定に基づく死亡時画像診断等により得られた結果について、捜査への影響等に留意しつつ、検案

注2）　原則として、刑事部門における10年以上の捜査経験又は捜査幹部として4年以上の強行犯捜査等の経験を有する警視の階級にある警察官で、警察大学校における法医専門研究科を修了した者から任用される死体取扱業務の専門家。

医等に結果を還元するよう努めている。

7　死亡時画像診断に関する研修会の充実

【施策番号７】

　厚生労働省においては、平成23年度以降、死因究明のためCT等を使用して行う死亡時画像診断について、医師の読影技術や診療放射線技師の撮影技術等の向上を図るため、日本医師会に委託して、医師及び診療放射線技師を対象に、死亡時画像撮影・診断に関する法令、倫理、医療安全、技術等について研修する死亡時画像診断研修会を実施している。

　令和３年度は、前年度に引き続き、新型コロナウイルス感染症対策の観点から、受講者が受講者専用のWebサイト上で講義内容を収録した動画等を視聴する方法により講義を実施した。また、より多くの医師等が本研修会を受講できるよう、受講者の募集人員を医師・診療放射線技師ともに各300人に増加させた（前年度比各200人増）。

　その結果、令和３年度における本研修会の修了者数は、医師が263人、診療放射線技師が263人であった。

資2-1-7　死亡時画像読影技術等向上研修事業の概要

死亡時画像読影技術等向上研修事業

【死亡時画像読影技術等向上研修】
○　CT等を使用した死亡時画像の撮影、読影には特殊な技術や知識が必要となることから、放射線科医等の医師の読影技術や診療放射線技師の撮影技術等の向上を目的として研修を実施し、異状死等の死因究明の推進を図る。

【死因究明等推進計画】
　厚生労働省において、日本医師会に委託して、医師及び診療放射線技師を対象に、死亡時画像診断に関する研修会を実施しているところ、引き続き、日本医師会、関係学会等と連携して研修内容を更に充実させることにより、死亡時画像診断を行う者の資質向上を図る。まずは、当該研修会を受講した医師及び診療放射線技師の数を増加させる。

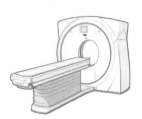
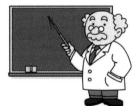

○令和２年度以降
・　新型コロナウイルス感染症対策のため、オンデマンド形式の講義を導入
○令和３年度
・　受講生の募集人員を増加

修了者数実績
平成29年度	医師122名	診療放射線技師44名
平成30年度	医師132名	診療放射線技師56名
令和元年度	医師118名	診療放射線技師71名
令和２年度	医師148名	診療放射線技師139名
令和３年度	医師263名	診療放射線技師263名

【死亡時画像診断の有用性等の検証事業】
○　異状死死因究明支援事業で実施する死亡時画像診断の情報を収集・分析し、死亡時画像診断の有用性等を検証する。また、検証結果を踏まえ、研修マニュアルの改善に活用する。

出典：厚生労働省資料による

8　小児死亡例に対する死亡時画像診断の情報の収集・分析等

【施策番号8】

　厚生労働省においては、平成26年度以降、日本医師会に委託して、小児死亡例に対する死亡時画像診断の情報を収集・分析し、死亡時画像診断の有用性や有効に行うための条件等の検証を行うとともに、その結果を死亡時画像診断に関する研修資料の改善等に活用する小児死亡事例に対する死亡時画像診断モデル事業を実施している。

　令和3年4月1日時点で、小児死亡事例に対する死亡時画像診断の画像データ等の提供を行うなど、同事業に協力している施設は44施設あり、令和3年度は、これらの施設から、14件の小児死亡事例について死亡時画像診断の画像データ等の提供を受け、分析を行った。

　また、分析結果を踏まえて、日本医師会のWebサイトに掲載している死亡時画像診断に関するe-ラーニングシステムに画像所見等を掲載し、その内容を充実させた。

資2-1-8　小児死亡事例に対する死亡時画像診断モデル事業の概要

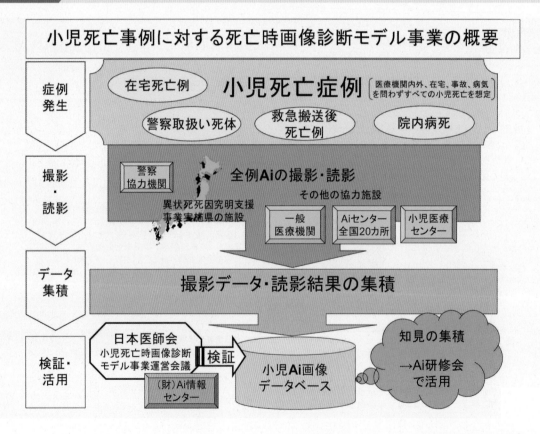

出典：日本医師会資料による

9　死亡時画像診断に関する研修等への警察による協力

【施策番号9】

　警察においては、死亡時画像を診断する医師及び撮影する診療放射線技師の資質の向上に資することを目的として、各都道府県において開催される死亡時画像診断に関する研修会等に検視官等を派遣し、死亡時画像診断を実施した事例の紹介を行うなどの協力を行っている。

写真2-1-9　秋田大学法医学教室・放射線科と秋田県警察による法医CTカンファレンス

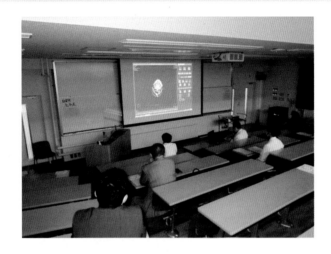

写真提供：警察庁

10　死因究明等に係る研修会の実施・協力についての大学への要請

【施策番号10】

　文部科学省においては、死因究明等に係る研修会の実施・協力について、基本法や死因究明等推進計画の内容等の説明の機会を通じて、大学への周知を図っている。

　令和3年度は、全国医学部長病院長会議総会、国公立大学歯学部長・歯学部附属病院長会議、国立大学医学部長会議等の大学・病院関係者を対象とした会議において、死因究明等推進計画の趣旨等を周知するとともに、死因究明等に係る研修会の実施・協力を含めた死因究明等に係る取組を要請した。

11　都道府県歯科医師会と都道府県警察による合同研修会等の開催等

【施策番号11】

　警察においては、都道府県歯科医師会と都道府県警察との協力関係の強化や身元確認業務の能力向上を目的として、公益社団法人日本歯科医師会（以下「日本歯科医師会」とい

う。）と協議の上策定した合同研修・訓練の実施に関する指針に基づき、合同研修会等を定期的に開催しており、身元確認作業の訓練や検視官等による死体取扱の状況の説明等を行っている。

　令和3年度は、20都道府県警察において、都道府県歯科医師会との身元確認業務に関する合同研修会等が開催され、死体からの歯科所見の採取要領等に係る訓練等が行われた。

　海上保安庁においては、都道府県歯科医師会及び都道府県警察と調整を図り、身元確認業務に関する合同研修会等への参画機会の拡充に努めるとともに、海上保安庁の死体取扱業務の状況や取扱事例を紹介するなどの協力を行っている。

　令和3年度は、4海上保安本部において、都道府県歯科医師会等との身元確認業務に関する合同研修会等に参加した。

| 写真2-1-11 | 静岡県警察歯科医師会と静岡県警察による警察歯科・身元確認研修会 |

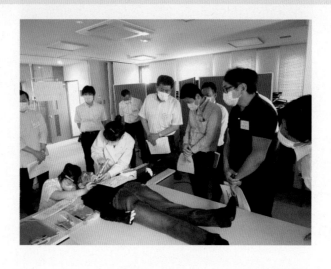

写真提供：警察庁

12　大学への死因究明等に係るカリキュラム内容や教育方法等の事例の紹介
【施策番号12】

　文部科学省においては、基礎研究医養成活性化プログラム（P40トピックス5参照）等により構築された大学における死因究明等に係る先進的な教育事例等について、その概要を大学に紹介している。

　令和3年度は、全国医学部長病院長会議総会、国公立大学歯学部長・歯学部附属病院長会議、国立大学医学部長会議等の大学・病院関係者を対象とした会議において、死因究明等推進計画の趣旨等を周知するとともに、死因究明等に係る先進的な教育事例等について紹介した。

13　大学への死因究明等を通じた公共の秩序の維持や公衆衛生の向上等の重要性の周知

【施策番号13】

　文部科学省においては、死因究明等を通じた公共の秩序の維持や公衆衛生の向上等の重要性について、基本法や死因究明等推進計画の内容等の説明の機会を通じて、大学への周知を図っている。

　令和3年度は、全国医学部長病院長会議総会、国公立大学歯学部長・歯学部附属病院長会議、国立大学医学部長会議等の大学・病院関係者を対象とした会議において、死因究明等推進計画の趣旨等を周知するとともに、公共の秩序の維持や公衆衛生の向上等の重要性の周知を含めた死因究明等に係る取組を要請した。

（警察等の職員の育成及び資質の向上）

14　検視官、検視官補助者等に対する教養の充実

【施策番号14】

　警察においては、毎年度、適正な死体取扱業務を推進して犯罪死の見逃しを防止することを目的として、死体取扱業務に従事する警察官に対する教育訓練を行っており、警察庁においては、死体取扱業務の専門家である検視官及び検視官補助者に対し、法医学者、歯科法医学者等による講義等を実施している。

　また、これらの研修がより効果的なものになるよう、特定非営利活動法人日本法医学会（以下「日本法医学会」という。）と協議を行うなどして、既存の講義内容の見直しを含め、内容の充実を図っている。

　このほか、各都道府県警察においては、死体取扱業務に従事する警察官や一般の警察官に対して、死体取扱業務に関する研修を実施している。

写真2-1-14　警察大学校における法医学者による講義

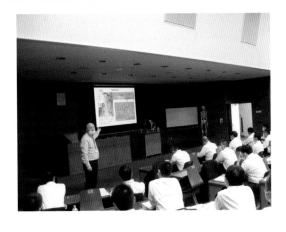

写真提供：警察庁

15　全国会議等を通じた各都道府県警察の好事例等に関する情報共有

【施策番号15】

　警察庁においては、死体取扱業務に従事する警察官の知識・技能の向上を図ることを目的として、検視官等を対象とした全国会議を開催し、事例発表や意見交換を行うなどして、各都道府県警察における好事例、効果的な取組等に関する情報の共有を図っている。

16　死体取扱業務に必要な知識・技能を修得した職員の海上保安部署への配置の拡充

【施策番号16】

　海上保安庁においては、海上保安官を大学の法医学教室に一定期間派遣し、大学の教授等の指導の下で解剖への立会い等に従事させることを通じて、法医学に関する高度な知識・技能を習得させる研修（以下「法医学研修」という。）を実施している。

　令和3年度は、16大学の法医学教室に17名の海上保安官を派遣した。

写真2-1-16　岡山大学における法医学研修の様子

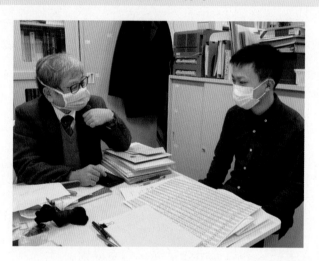

写真提供：海上保安庁

17　鑑識官等に対する研修の充実

【施策番号17】

　海上保安庁においては、海上保安官に、鑑識業務や死体取扱業務に必要な知識・技能を修得させるとともに、これら業務に係る指導者を養成するため、実習を中心とした専門的な研修（以下「鑑識上級研修」という。）を実施するとともに、法医学等に係る検定を実施している。

　また、鑑識上級研修を修了し、検定に合格した者であっても、研修修了後、相当期間が経過した者については、その知識　・技能の維持・向上を図るための研修を受講させることとしている。

　このほか、海上保安官を、都道府県警察が主催する鑑識業務や死体取扱業務に関する研修に参加させたり、管区海上保安本部に法医学者を講師として迎え、死体取扱業務に関する講義を受講したりするなど、多様な研修機会を通じて、海上保安官の鑑識業務や死体取扱業務に係る知識・技能の維持・向上を図っている。

写真2-1-17　海上保安庁における鑑識上級研修の様子

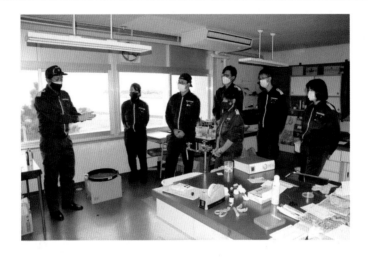

写真提供：海上保安庁

18　都道府県医師会と都道府県警察による合同研修会等の開催等

【施策番号18】（再掲）

P29【施策番号5】参照

19　都道府県歯科医師会と都道府県警察による合同研修会等の開催等

【施策番号19】（再掲）

P33【施策番号11】参照

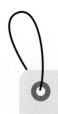

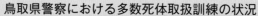

TOPICS

4 鳥取県警察における多数死体取扱訓練

　鳥取県警察では、令和3年10月、鳥取県内の体育館において、医師及び歯科医師に講師を依頼し、多数死体取扱訓練を実施した。

　同訓練においては、土砂災害が発生して多数の死傷者が発生したとの想定の下、検視場所等を設置し、死体の捜索・発見、受付、検視、指紋採取、歯牙記録、検案、安置及び引渡しまでの一連の取扱いを確認した。

　さらに、死体観察、歯牙記録等について、医師及び歯科医師から説明を受けながら訓練を行うとともに、訓練を視察した県職員及び消防局職員と施設確保の重要性、死体発見時の引継ぎ要領等について、意見交換を行った。

　本訓練に参加した警察官からは、「多数死体取扱いについては、平素からの準備や訓練が非常に重要だと認識することができた。」、「医師による実践的な教養があり、理解しやすく、これまでの疑問点を解消することができた。」などの感想が述べられた。

鳥取県警察における多数死体取扱訓練の状況

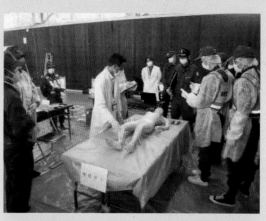

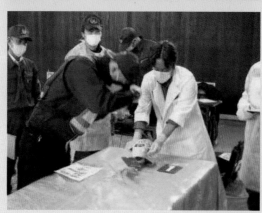

写真提供：警察庁

第1節

第2節

第3節

第4節

第5節

第6節

第7節

第8節

第9節

| 第2節 | 死因究明等に関する教育及び研究の拠点の整備 |

1　大学を通じた死因究明等に係る教育及び研究の拠点整備のための取組の継続・拡大

【施策番号20】

　文部科学省においては、平成29年度以降、基礎研究医養成活性化プログラムにより、不足する病理学や法医学等の基礎研究分野における優れた人材を養成するため、複数の大学が連携し、キャリアパスの構築を見据えた体系的で優れた教育を実施する国公私立大学の取組に対して必要な経費を支援するとともに、令和3年度から、新たに法医学教室で意欲的な取組を行う大学が中心となり、近隣の大学及びその所在する自治体等と連携し、法医学分野を目指す大学院生の養成や、臨床医・臨床歯科医等の学び直しを行う教育拠点を構築する取組を支援している。

　このほか、令和3年度は、国立大学法人運営費交付金等を活用し、8大学において法医学等死因究明に係る教育及び研究の拠点の整備が行われている。

　こうした取組の結果、令和3年5月1日時点で、19大学において死因究明等に係る教育及び研究の拠点として、死因究明センターやAiセンターなど死因究明等に関連するセンターが設置されている。

| 資2-2-1 | 法医学等死因究明に関連するセンター等の設置状況 |

法医学等死因究明に関連するセンター等の設置状況

令和3年5月現在

○法医学等死因究明に関連するセンター等の設置状況（81大学中19大学に設置）

No	大学名	センター等の名称	設置年月
1	北海道大学	死因究明教育研究センター	平成28年4月
2	旭川医科大学	法医学講座附属死因究明等科学技術センター	平成30年11月
3	東北大学	Aiセンター	平成22年4月
4	群馬大学	Aiセンター	平成20年10月
5	千葉大学	法医学教育研究センター	平成26年4月
6	新潟大学	死因究明教育センター	平成29年7月
7	福井大学	医学部附属先進イメージング教育研究セン	平成23年5月
8	信州大学	Aiセンター	平成30年3月
9	三重大学	三重大学Aiセンター	平成21年6月
10	京都大学	総合解剖センター	昭和57年10月
11	島根大学	Aiセンター	平成23年6月
12	広島大学	死因究明教育研究センター	平成29年4月
13	愛媛大学	医学部附属Aiセンター	平成26年8月
14	長崎大学	死因究明医育成センター	平成22年4月
15	大分大学	基礎医学画像センター	平成22年8月
16	福島県立医科大学	死因究明センター	平成27年4月
17	横浜市立大学	臨床法医学センター	令和元年10月
18	大阪市立大学	一般社団法人法医鑑定死因究明支援センター	平成22年1月
19	金沢医科大学	アナトミーセンター	平成26年4月

○今後の設置予定

No	大学名	センター等の名称	設置予定年月
1	大阪大学	大阪大学高度死因究明センター（仮称）	令和4年以降

（文部科学省医学教育課調べ）

出典：文部科学省資料による

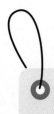

5 基礎研究医養成活性化プログラムにおける取組

医学・医療の基盤である基礎医学研究は、医学部の学生への教育や臨床への橋渡しにおいても重要な役割を果たしている。一方で、基礎医学の分野においては、キャリアパスに不安を持つ者も多く、特に法医学等の分野における医師が不足している。

そのため、文部科学省においては、平成29年度以降、法医学等の分野における基礎研究医の更なる確保や基礎研究の強化を図ることを目的として、複数の大学が連携し、キャリアパスの構築までを見据えた体系的な教育を実施する取組に財政的支援を行う基礎研究医養成活性化プログラム事業を行っている。

令和2年度までに、5大学の取組に対して支援を行ってきたところ、令和2年4月に施行された基本法において、基本的施策として死因究明等に関する教育及び研究の拠点の整備等が掲げられたことも踏まえ、令和3年度からは、法医学の知見・能力を臨床医学等に活用できる医師等の養成を目指し、新たに2大学の取組に対して支援を開始した。

今後、同事業を推進するとともに、その成果を広く大学に周知することにより、大学における死因究明等に係る体制・教育の充実に繋げていくこととしている。

基礎研究医養成活性化プログラムによる取組

1．平成29年度開始事業に選定された各大学の取組

大学 ※（　）内は連携大学	事業名称	養成人材 ※（　）内は令和3年度までの受入人数	キャリアパスに関する主な計画
筑波大学 （自治医科大学,獨協医科大学）	病理専門医資格を担保した基礎研究医育成	病理専門医、臓器別病理専門医 （病理学・法医学分野合わせて14人）	・基礎医学系ポスト、病院講師ポスト等を確保
千葉大学 （群馬大学,山梨大学）	病理・法医学教育イノベーションハブの構築	病理研究医、法医学研究医 （病理学・法医学・その他分野合わせて16人）	・大学院、附属病院、法医学教育センターにおける特任助教ポスト等を確保
東京大学 （福島県立医科大学,順天堂大学）	福島関東病理法医連携プログラム「つなぐ」	病理専門医 （病理学分野14人）	・病理学講座、附属病院における助教ポスト等を確保
名古屋大学 （名古屋市立大学,岐阜大学,三重大学,浜松医科大学,愛知医科大学）	人体を統合的に理解できる基礎研究医の養成	病理学研究医、法医学研究医 （病理学・法医学分野合わせて121人）	・基礎医学領域、統合医薬学領域の特任助教ポスト等を確保
横浜市立大学 （琉球大学,北里大学,龍谷大学）	実践力と研究力を備えた法医学者育成事業	法医学研究者 （法医学分野3人）	・法医学関連領域のポスト等を確保

2．令和3年度開始事業に選定された各大学の取組

大学 ※（　）内は連携大学	事業名称	養成人材 ※受入は令和4年度から開始	キャリアパスに関する主な計画
金沢大学 （秋田大学,金沢医科大学）	医歯工法連携による次代の法医学者および地域関連人材の養成	大学院生、医師、歯科医師、看護師、警察職員、児童相談所職員、法学研究者	・特任助教ポストを2席確保するとともに、海外研究員ポストの確保に努める ・児童相談所等の地域法医ポストを2席確保
滋賀医科大学 （京都府立医科大学,大阪医科薬科大学）	地域で活躍するForensic Generalist,Specialistの育成	大学院生、医師、歯科医師	・連携校間での助教ポストを有効活用 ・拠点校において特任教員を複数確保

出典：文部科学省資料による

第3節　死因究明等を行う専門的な機関の全国的な整備

1　地方公共団体に対する死因究明等に係る専門的機能を有する体制整備の要求

【施策番号21】

　厚生労働省においては、令和3年度中に開催された地方協議会や各都道府県知事部局の関係幹部を対象とした会議[注3]等を通じ、都道府県に対して、死因究明に係る取組に対して財政的支援を行う同省の各種事業の活用を促すとともに、死体検案、解剖、死亡時画像診断、薬毒物・感染症等の検査、身元確認等に係る専門的機能を有する体制の整備を求めた。

　また、地方協議会における議論を活性化し、必要な施策形成を促進するため、令和4年3月に作成した死因究明等推進地方協議会運営マニュアルにおいても、地方協議会において中長期的に取り組むべき課題の一つとして、「死体検案・解剖・検査等の専門的な体制の構築」を掲げ、その実現に向けた考え方等を示した。

写真2-3-1　令和3年度全国医政関係主管課長会議における説明状況

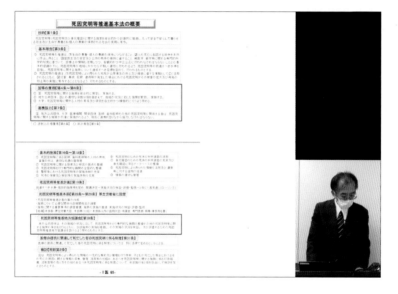

写真提供：厚生労働省

2　地方公共団体の取組の指針となるマニュアルの策定等

【施策番号22】

　厚生労働省においては、地方協議会の設置を促すとともに、地方協議会における議論を活性化し、必要な施策形成を促進するため、令和4年3月、死因究明等推進地方協議会運

注3）　新型コロナウイルス感染症予防の観点から、参集形式での会議は実施せず、厚生労働省のホームページへ資料及び説明動画を掲載することにより代替した。
https://www.mhlw.go.jp/stf/newpage_24362.html

営マニュアル（以下「マニュアル」という。）^{注4)}を策定し、各都道府県に配布した。

マニュアルでは、地方協議会を設置する際の具体的な手順、地方協議会における取組事例、地方協議会において中長期的に取り組むべき課題、死因究明等の施策に関する計画策定の具体的な流れ等を示しており、今後も、マニュアルの活用を促すなどして、地方公共団体における死因究明等の推進に向けた取組の活性化を図っていくこととしている。

資2-3-2　死因究明等推進地方協議会運営マニュアルの概要

死因究明等推進地方協議会運営マニュアル　概要

1．本マニュアルの使い方

本マニュアルは都道府県において、地方協議会の設置や運営、死因究明等の施策に関する計画策定などに取り組む際の参考となるよう、留意点や事例等を示したものである。

2．地域における死因究明等の体制整備の意義

死因究明により得られた知見は疾病の予防をはじめとする公衆衛生の向上に活用されているほか、死因が災害、事故、犯罪、虐待その他の市民生活に危害を及ぼすものである場合には、その被害の拡大や再発の防止等に寄与している。

3．地方協議会を設置する際の具体的な手順

①事務局として担当者を決める
②死因究明等に関連する情報を収集する
③収集した情報を元に関連する部署・機関に協力を呼びかける
④実際に関係者で集まって地方協議会をスタートさせる

4．地方協議会における取組事例

・東京都死因究明推進協議会　・滋賀県死因究明等推進協議会
・大阪府死因調査等協議会　　・香川県死因究明等推進協議会
・鹿児島県死因究明等推進協議会

5．地方協議会において中長期的に取り組むべき課題

（1）死体検案・解剖・検査等の専門的な体制の構築
（2）解剖・死亡時画像診断など死因究明等の結果の活用やデータベースの整備
（3）法医学等の人材の育成・確保

6．死因究明等の施策に関する計画策定の具体的な流れ

地方協議会における活動が軌道に乗ってきた段階で、地域の状況に応じた死因究明等に関する施策を体系的に推進するため、各地域における死因究明等の施策に関する計画を策定することが重要である（高知県の事例紹介）。

7．地方協議会における現状分析・施策立案・評価検証の流れ

（1）現状分析・目標設定
（2）施策の立案、関係者間での連携・協力の取り決め
（3）施策の実施・状況報告
（4）評価検証・施策の改善

8．死因究明等の体制構築事例の紹介

（1）民間医療機関による死因究明体制の構築（茨城県筑波剖検センター）
（2）地域医師会等への検案業務等の委託事例（東京都）
（3）死亡時画像診断実施にかかるCT車の導入事例（大阪府）
（4）奨学金貸与者を対象とした法医学者確保策（高知県）
（5）薬毒物検査の取組事例（福岡大学）

9．地方協議会等に関する情報公開について

資料や議事録等については、自由闊達な議論の妨げにならないなど会議の運営に支障がない範囲で可能な限りホームページ等で公開することが望ましい。

10．支援制度など国の取組の紹介

出典：厚生労働省資料による

3　施策の実施体制や実績等に関する横断的な実態調査の実施

【施策番号23】

厚生労働省においては、死因究明等の実務の主体となる機関等の実態を把握し、施策を効果的に推進するとともに、今後、国及び地方公共団体が施策に関する定量的な目標設定を行うための基礎的なデータを得るため、令和4年1月、関係省庁の協力を得て、大学等の法医学教室、監察医務機関、都道府県警察、海上保安庁等における死因究明等に係る体制や死体取扱状況等に関する調査を開始した。

今後、同調査の結果を踏まえて、国における死因究明等の推進に向けた検討を行うとと

注4) https://www.mhlw.go.jp/stf/seisakunitsuite/bunya/kenkou_iryou/iryou/shiinkyuumei_chihou.html

もに、各都道府県と調査結果を共有し、地方協議会等における死因究明等の推進に向けた議論の活性化を促すこととしている。

4　地方公共団体に対する死因究明等に係る専門的機能を有する体制整備への協力

【施策番号24】

　厚生労働省においては、各地域において必要な死因究明等が円滑に実施され、その結果が公衆衛生の向上・増進等に活用される体制の構築を推進するため、令和4年度当初予算において、新規事業として死因究明拠点整備モデル事業（検案・解剖拠点モデル事業）の実施に要する経費（48百万円の内数）を盛り込んだ。

　検案・解剖拠点モデル事業は、都道府県知事部局、都道府県警察、地域の医師会、大学の法医学教室等の関係機関の連携の下、公衆衛生の観点から必要とされる死亡時画像診断等の検査や解剖を円滑に実施するための拠点を試行的に構築し、運用する事業である。

　今後、同事業を推進するとともに、その成果や課題を踏まえつつ、必要な死因究明等の体制の整備について検討を進めることとしている。

資2-3-4　死因究明拠点整備モデル事業（検案・解剖拠点モデル事業）のイメージ

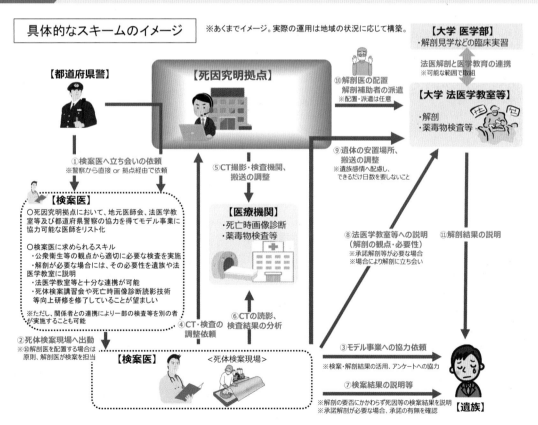

出典：厚生労働省資料による

5　地方公共団体に対する地方協議会の設置等の要求

【施策番号25】

　厚生労働省においては、「死因究明等推進計画の策定について」（令和3年6月1日付け厚生労働省医政局長通知。以下「計画策定通知」という。）により、各都道府県知事及び各市町村長に対して、政府において死因究明等推進計画が閣議決定されたことを通知するとともに、基本法第5条の地方公共団体の責務に係る規定、基本法第30条の地方協議会の設置に係る規定等に基づき、死因究明等推進計画を踏まえ、死因究明等に関する施策の推進を図るよう求めた。

　また、令和3年度中に開催された各都道府県知事部局の関係幹部を対象とした会議等を通じ、都道府県に対して、地方協議会の設置・活用を進め、死因究明等に関する施策の検討を行うとともに、当該施策の実施を推進し、その実施の状況を検証し、及び評価することを求めた。

　その結果、令和3年度中に3県において新たに地方協議会が開催され、令和4年3月末時点で、地方協議会が開催されたのは43都道府県となった。

資2-3-5　地方協議会の開催状況

死因究明等推進地方協議会

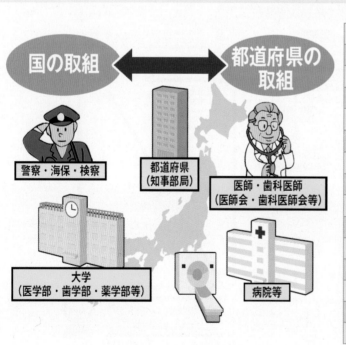

43都道府県で開催

愛媛県	三重県	山形県
福岡県	千葉県	沖縄県
東京都	山口県	福島県
滋賀県	愛知県	長崎県
新潟県	佐賀県	神奈川県
秋田県	広島県	京都府
岡山県	徳島県	香川県
茨城県	石川県	山梨県
高知県	富山県	鹿児島県
静岡県	群馬県	熊本県
兵庫県	栃木県	和歌山県
岐阜県	大阪府	島根県
埼玉県	鳥取県	岩手県
北海道	長野県	－
福井県	大分県	－

（令和4年3月末現在）

出典：厚生労働省資料による

6　地方の関係機関・団体に対する地方協議会の設置・活用に向けた協力についての指示・要求

【施策番号26】

　厚生労働省においては、「死因究明等推進計画の策定について」（令和３年６月１日付け厚生労働省医政局長通知）により、警察庁刑事局長、総務省大臣官房地域力創造審議官、法務省刑事局長、文部科学省高等教育局長、海上保安庁海上保安監、公益社団法人日本医師会長及び公益社団法人日本歯科医師会長に対して、各都道府県知事及び各市町村長に宛てて計画策定通知を発出したことを通知するとともに、本件について、その趣旨の了知並びに管下の関係団体及び関係者に対する周知及び協力を依頼した。

　厚生労働省、警察庁、法務省、文部科学省及び海上保安庁においては、関係機関・団体に対して、文書の発出や会議、研修等での指示等を通じて、地方協議会の設置・活用に向けた協力等を求めている。

7　警察等の検視・調査への立会いや検案をする医師のネットワーク強化に関する協力

【施策番号27】

　警察においては、大規模災害等の発生時における医師の検視・調査の立会いや検案に係る体制を構築することを目的として、平成27年７月に警察庁及び日本医師会が締結した「大規模災害等における警察庁と公益社団法人日本医師会との協力に関する協定」に基づき、日本医師会や都道府県医師会が主催する研修会等に検視官等を派遣して、技能向上に必要な情報の還元を行うなどの協力を行っている。

　厚生労働省及び警察庁においては、令和３年７月、日本医師会の主催により開催された都道府県医師会「警察活動に協力する医師の部会（仮称）」連絡協議会に職員を参加させ、各都道府県医師会等からの出席者に対して、死因究明等推進計画の内容や警察における検視等の体制について説明するとともに、今後の死因究明等の推進に向けた連携等に関し、協力を依頼した。

　文部科学省においては、令和３年度中に開催された全国医学部長病院長会議総会、国公立大学歯学部長・歯学部附属病院長会議、国立大学医学部長会議等の大学・病院関係者を対象とした会議において、死因究明等推進計画の趣旨等を周知するとともに、警察等の検視・調査への立会いや検案を行う医師のネットワーク強化に関する協力を含めた死因究明等に係る取組を要請した。

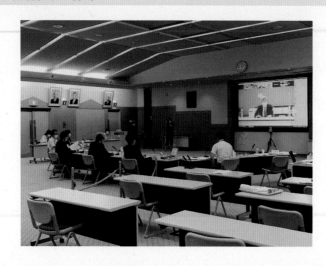

写真提供：厚生労働省

8　歯科所見による身元確認を行う歯科医師の体制整備に関する協力

【施策番号28】

　厚生労働省においては、平成30年度以降、災害発生時に関係機関・団体と共に迅速に歯科医療を提供できる人材の育成等を目的とした研修の開催に要する経費を補助する災害歯科保健医療チーム養成支援事業を実施しており、同研修の内容には、災害時の歯科所見による身元確認についても含まれている。

　警察においては、大規模災害等の発生時における身元確認業務の体制を構築することを目的として、平成26年11月に警察庁及び日本歯科医師会が締結した「大規模災害等における警察庁と公益社団法人日本歯科医師会との協力に関する協定」に基づき、都道府県歯科医師会等が主催する研修会等に検視官等を派遣し、技能向上に必要な情報の還元を行うなどの協力を行っている。

　警察及び海上保安庁においては、日本歯科医師会が主催している警察歯科医会全国大会の開催時には、職員を派遣し、歯科医師等と意見交換を行うなどして協力関係の強化を図っている。

　文部科学省においては、令和3年度中に開催された全国医学部長病院長会議総会、国公立大学歯学部長・歯学部附属病院長会議、国立大学医学部長会議等の大学・病院関係者を対象とした会議において、死因究明等推進計画の趣旨等を周知するとともに、歯科所見による身元確認を行う歯科医師の体制整備に関する協力を含めた死因究明等に係る取組を要請した。

| 写真2-3-8 | 島根県医師会、島根県歯科医師会、消防等関係機関等と島根県警察における出雲空港航空機事故消火救難訓練 |

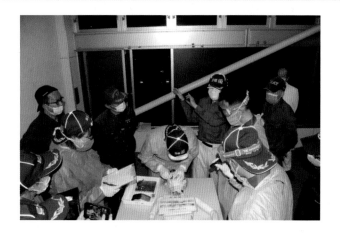

写真提供：警察庁

第1節

第2節

第3節

第4節

第5節

第6節

第7節

第8節

第9節

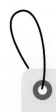

T O P I C S

6 高知県死因究明等推進協議会における取組

　高知県においては、平成28年1月に高知県死因究明等推進協議会（以下「協議会」という。）が設置され、平成30年2月に開催された第4回協議会において、協議会の委員が所属する各機関において取り組むべき事項等をまとめた「高知県における死因究明等の推進のために取り組むべき重点項目」及び「重点項目の課題と対策」（以下「重点項目等」という。）が決定された。

　それ以降、協議会においては、毎年、重点項目等に基づく各機関の取組内容やその取組についての評価、課題等を共有しつつ、死因究明等の推進のための取組を進めている。

　例えば、死因究明等に係る人材の育成に関しては、将来医師を目指している医学生に対して、奨学金の貸付けを行い、貸付けを受けた期間の1.5倍の期間、高知県内の指定医療機関等で医師の業務に従事することで返済が免除される「高知県医師養成奨学貸付金」制度について、平成29年度まではその対象から法医は外れていたが、協議会での議論を踏まえ、平成30年度から法医についても対象に加え、法医の育成を図っている。

　また、身元確認及び死体検案作業への対応に関しては、重点項目等に基づき、南海トラフ巨大地震の発生等を念頭に、関係機関において災害発生時の対応に係る訓練・研修の実施に努めており、こうした訓練・研修の状況については、協議会に報告されるとともに、今後の課題等について議論が行われ、次年度以降にいかすような仕組みが構築されている。

　令和3年度は、令和4年3月に協議会が開催されたところであり、令和3年6月に閣議決定された「死因究明等推進計画」を踏まえ、重点項目等の見直しに向けた検討が進められている。

高知県における死因究明等の推進のために取り組むべき重点項目

1　死因究明及び身元確認に係る業務に従事する警察等の職員、医師、歯科医師等の人材の育成及び資質の向上について
・各機関において、死因究明等に係る業務（検視、検案、解剖、歯牙鑑定、死亡時画像診断等）に従事する人材の育成及び資質向上を目的とした取り組みを継続的に行う。【県警、海上保安部、医師会、歯科医師会、法医学教室、放射線技師会、県】

2　警察等における死因究明等の実施体制の充実について
・異状死体の取扱業務に従事する警察官や海上保安官に対する検視技能向上を図るとともに人員体制充実のための取り組みを継続的に行う。【県警、海上保安部】

3　死体の検案及び解剖の実施体制の充実等について
・死体検案に従事する医師の継続的な確保に努める。【医師会、県警、海上保安部】
・法医学教育・研究の拠点で、また、県内で唯一の法医解剖の実施機関である高知大学医学部法医学教室の機能充実と長期的な人材確保に努める。【法医学教室】
・在宅での看取りに円滑に対処できる仕組み作りについて、関係機関との連携・協力のあり方について検討する。【医師会、県警、県】

4　薬物及び毒物に係る検査、死亡時画像診断(Ai)その他死因究明のための科学的な調査の活用について
・警察等における科学捜査体制・機能の充実を図るとともに、解剖実施機関であり専門機関でもある大学医学部法医学教室において迅速かつ精度の高い薬毒物分析が実施できるよう検査機器等の充実に努める。【県警、法医学教室】
・Ai実施機関の充実を図るとともに、Ai検査方法の標準化（撮影方法、結果の報告等）、Ai読影医の確保及び読影能力の向上に努める。【医師会、放射線技師会、県警、法医学教室】

5　大規模災害発生時等の身元確認及び死体検案作業への対応について
・身元確認に従事する歯科医師の確保、歯牙情報の標準化（全国共通統一デンタルチャートの導入）及び同情報のデータベース構築等について検討する。【歯科医師会】
・南海トラフ巨大地震などの大規模災害発生時において身元確認及び死体検案作業が適切に実施できるよう、日頃から関係機関の連携を図るとともに、平素から有事に備えるために、関連する訓練等への積極的な参加により、当該技能の向上に努める。【県警、海上保安部、医師会、歯科医師会、法医学教室、放射線技師会、県】

6　死因究明により得られた情報の活用及び遺族等に対する説明の促進について
・死亡時画像診断で得られた異常所見情報を解剖診断時に活用できる仕組み（事例検討含む）について検討する。【県警、医師会、法医学教室、放射線技師会】
・死因究明及び身元確認業務に従事する関係機関による合同の事例検討研修会の実施について検討する。【県警、海上保安部、医師会、歯科医師会、法医学教室、放射線技師会】

出典：高知県死因究明等推進協議会資料に基づき厚生労働省において作成

第4節　警察等における死因究明等の実施体制の充実

1　一層効果的かつ効率的な検視官の運用についての検討等

【施策番号29】

　警察においては、今後見込まれる死亡数の増加に対応すべく、一層効果的かつ効率的な検視官の運用について検討するとともに、検視官が現場に臨場することができない場合であっても、警察署捜査員が現場の映像等を送信し、検視官が死体や現場の状況をリアルタイムに確認することができる映像伝送装置の整備・活用に努めている。

資2-4-1　警察の死体取扱業務における映像伝送装置の活用

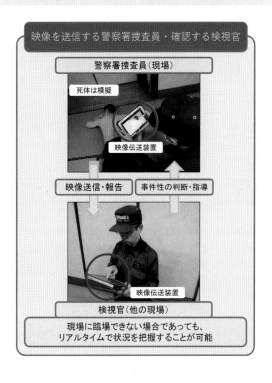

出典：警察庁資料による

2　司法解剖及び死因・身元調査法に基づく解剖の委託経費に関する必要な見直し

【施策番号30】

　警察においては、毎年、刑事訴訟法第168条等の規定に基づく解剖（以下「司法解剖」という。）や調査法解剖の実施状況を踏まえながら、日本法医学会とも調整を行い、翌年度の解剖の委託経費について必要な見直しを行っている。

　こうした見直しを踏まえ、令和4年度当初予算では、司法解剖に要する経費（2,221百万円）及び調査法解剖に要する経費（270百万円）を盛り込んだ。

| 資2-4-2 | 警察庁予算における司法解剖及び調査法解剖に要する経費の推移 |

(単位：百万円)

	平成30年度	令和元年度	令和2年度	令和3年度	令和4年度
司法解剖	2,041	2,092	2,200	2,259	2,221
調査法解剖	180	228	257	275	270

出典：警察庁資料による

3 必要な薬毒物定性検査を迅速かつ的確に実施するための科学捜査研究所の体制整備等
【施策番号31】

　警察においては、死体取扱業務において必要がある場合も含めて、本格的な薬毒物定性検査を実施する必要がある場合に、必要な検査を迅速かつ的確に実施することができるよう、科学捜査研究所における薬毒物の分析機器の更新や指定薬物等の鑑定用標準品の整備等を行うことで、その体制の整備を図っている。

　各都道府県警察の科学捜査研究所におけるこれら分析機器等の整備状況等を踏まえ、令和3年度補正予算では、薬毒物の分析機器の更新に要する経費（202百万円）を、令和4年度当初予算では、鑑定用標準品の整備に要する経費（3百万円）を盛り込んだ。

| 資2-4-3 | 薬毒物鑑定にかかる分析機器 |

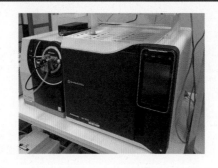
◆ 血液や尿中等に含まれる薬毒物や、飲食物等の中に含まれる毒物の鑑定に用いる。

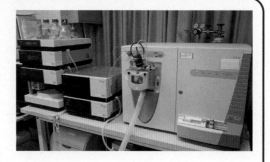
◆ 揮発性の低い物質を高感度に検出・特定が可能であり、薬毒物鑑定に活用される。

出典：警察庁資料による

4 死因・身元調査法に基づく検査の適切な実施を推進するための都道府県警察と都道府県医師会、法医学教室等との連携強化等
【施策番号32】

　死因・身元調査法第5条の規定に基づく検査は、原則として、医師の協力を得て行われることから、警察においては、同検査を適切に実施するためにも、都道府県医師会等との

合同研修会等を開催するなどして、検視や死体調査に立ち会う医師との連携を強化するよう努めている。

　令和3年中に警察が取り扱った死体17万3,220体のうち、死因・身元調査法第5条の規定に基づく薬毒物検査が行われたものは16万2,959体（94.1%）であった。

資2-4-4　警察における薬毒物検査の実施体数・実施率の推移

	平成29年	平成30年	令和元年	令和2年	令和3年
死体取扱数	165,837	170,174	167,808	169,496	173,220
うち薬毒物検査実施体数（※）	144,275	149,276	151,787	157,985	162,959
実施率	87.0%	87.7%	90.5%	93.2%	94.1%

※　死因・身元調査法第5条の規定に基づき実施したものに限る。

出典：警察庁資料による

5　死亡時画像診断の実施に協力を得られた病院との協力関係の強化・構築

【施策番号33】

　警察及び海上保安庁においては、取り扱った死体について、死亡時画像診断を実施する必要があると認められる場合に、確実に死亡時画像診断を実施できるよう、死亡時画像診断を実施する病院等との協力関係の強化・構築に努めている。

　警察庁においては、令和3年7月、日本医師会の主催により開催された都道府県医師会「警察活動に協力する医師の部会（仮称）」連絡協議会において、各都道府県医師会等からの出席者に対して、死亡時画像診断の実施に協力を得られる病院等の確保について協力を依頼した。

　なお、令和3年4月1日現在、都道府県警察において死亡時画像診断の実施に協力を得られる機関は1,502機関、海上保安部等において死亡時画像診断の実施に協力を得られる機関は255機関となっている。

　また、令和3年中に警察が取り扱った死体17万3,220体のうち、死因・身元調査法第5条の規定に基づく死亡時画像診断が行われたものは1万6,534体（9.5%）、令和3年中に海上保安庁が取り扱った死体276体のうち、同条の規定に基づく死亡時画像診断が行われたものは74体（26.8%）であった。

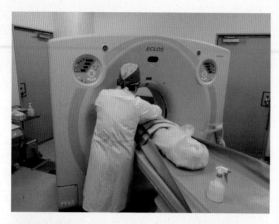

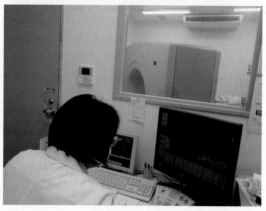

写真提供：警察庁

資2-4-5-2 警察における死亡時画像診断実施体数・実施率の推移

	平成29年	平成30年	令和元年	令和2年	令和3年
死体取扱数	165,837	170,174	167,808	169,496	173,220
うち死亡時画像診断実施体数（※）	13,972	13,914	13,981	14,551	16,534
実施率	8.4%	8.2%	8.3%	8.6%	9.5%

※　死因・身元調査法第5条の規定に基づき実施したものに限る。

出典：警察庁資料による

資2-4-5-3 海上保安庁における死亡時画像診断実施体数・実施率の推移

	平成29年	平成30年	令和元年	令和2年	令和3年
死体取扱数	312	267	331	312	276
うち死亡時画像診断実施体数（※）	53	65	86	89	74
実施率	17.0%	24.3%	26.0%	28.5%	26.8%

※　死因・身元調査法第5条の規定に基づき実施したものに限る。

出典：海上保安庁資料による

6 「身元確認照会システム」の適正かつ効果的な運用

【施策番号34】

　警察においては、「身元不明死体情報」と「行方不明者情報」を対照するに当たって、DNA型記録の照会及び歯科所見情報を含む身体特徴等の照会により身元確認に活用する「身元確認照会システム」を構築し、以降、その適正かつ効果的な運用を図っている。

　身元確認照会システムへの各情報の適切な登録、積極的な活用等により身元確認業務を推進したところ、令和3年中の身元不明死体の身元確認件数は191件であった。

　なお、令和3年12月31日現在、DNA型データベースに登録している身元不明死体のDNA型記録は7,084件、特異行方不明者等のDNA型記録は7,619件であり、令和3年中に、DNA型データベースに登録された身元不明死体のDNA型記録が身元確認の端緒となった件数は69件であった。

資2-4-6-1　身元確認照会システムの概要

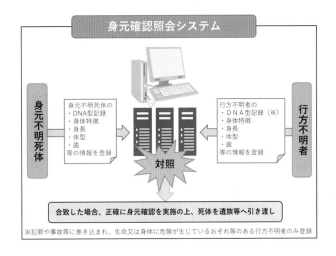

出典：警察庁資料による

資2-4-6-2　警察における身元不明死体の身元確認件数の推移

	平成29年	平成30年	令和元年	令和2年	令和3年
身元確認件数	307	267	175	205	191

出典：警察庁資料による

資2-4-6-3　警察における身元不明死体票作成数の推移

	平成29年	平成30年	令和元年	令和2年	令和3年
身元不明死体票作成数	897	802	651	661	518

出典：警察庁資料による

7 身元確認のために必要なDNA型鑑定を適切に実施するための鑑定体制の整備等

【施策番号35】

　警察においては、身元不明死体の身元確認のために必要なDNA型鑑定を適切に実施することができるよう、各都道府県警察の科学捜査研究所の鑑定体制の整備を図っている。

　令和4年度当初予算では、DNA型鑑定資機材の整備状況等を踏まえて、身元不明死体の身元確認のためのDNA型鑑定も含めたDNA型鑑定の推進に要する経費（3,385百万円）を盛り込んだ。

8 鑑識官の整備による検視等実施体制の充実

【施策番号36】

　海上保安庁においては、全国の海上保安部署のうち死体取扱件数等が多い部署を中心に、鑑識業務及び死体取扱業務に係る事務を職務とする鑑識官の増員を行うなどして、検視等の実施体制の充実を図っている。

　なお、鑑識官の配置に当たっては、鑑識上級研修等を修了して検定に合格した者であり、かつ、法医学研修を修了したものの配置に努めている。

　令和3年度は、海上保安部署3部署に鑑識官を増員しており、令和3年4月1日現在、全国の海上保安部署148部署のうち、78部署に鑑識官を配置している。

写真2-4-8-1　鑑識官等の活動の様子

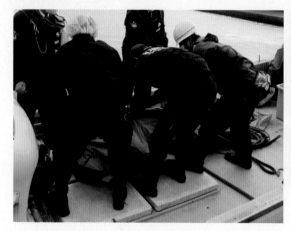 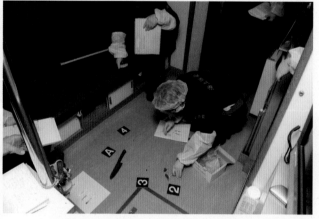

写真提供：海上保安庁

資2-4-8-2　鑑識官の配置状況

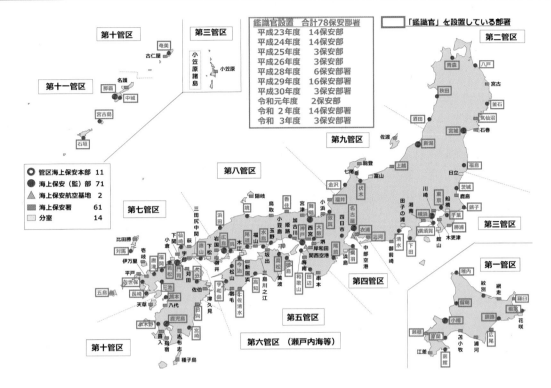

出典：海上保安庁資料による

9　死体取扱業務に必要な知識・技能を修得した職員の海上保安部署への配置の拡充

【施策番号37】（再掲）

P36【施策番号16】参照

10　海上保安庁における死体取扱業務に必要な資機材等の整備

【施策番号38】

　海上保安庁においては、海上保安部署に、検視室、遺体保存用冷蔵庫等の死体取扱業務に必要な資機材等の整備を図っている。

　令和3年度は、海上保安部署3部署に検視室及び遺体保存用冷蔵庫を整備するなどしており、令和4年3月31日時点で、全国の海上保安部署148部署のうち、84部署に検視室が、83部署に遺体保存用冷蔵庫が整備されている。

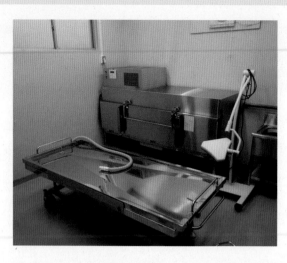

写真提供：海上保安庁

写真2-4-10-2 遺体保存用冷蔵庫

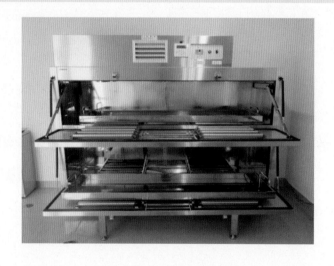

写真提供：海上保安庁

11 死因・身元調査法に基づく検査を適切に実施するための海上保安庁と都道府県医師会、法医学教室等との協力関係の強化・構築

【施策番号39】

　海上保安庁においては、死因・身元調査法に基づく検査を適切に実施するためには、検案を行う医師や大学の法医学教室等の協力が必要であることから、各管区海上保安本部の刑事課長を対象とした会議等の機会を通じて、その協力関係の重要性について周知を図っているほか、地方協議会に積極的に参画したり、都道府県医師会や大学の法医学教室等との合同研修会等に積極的に参加したりするなどして、これら機関・団体との協力関係の強化・構築に努めている。

写真2-4-11 令和3年度管区刑事課長等会議の様子

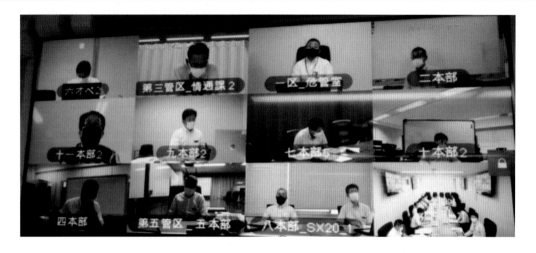

写真提供：海上保安庁

12 身元不明死体に係る必要な遺伝子構造の検査、歯牙の調査等を確実に実施するための海上保安庁と都道府県警察、法医学教室、都道府県歯科医師会等との協力関係の強化・構築

【施策番号40】

　海上保安庁においては、身元不明死体の身元確認を行う際に、遺伝子構造の検査を実施するには大学の法医学教室又は都道府県警察の協力が、歯牙の調査を実施するには歯科医師の協力が必要であることから、各管区海上保安本部の刑事課長等を対象とした会議等の機会を通じて、その協力関係の重要性について周知を図っているほか、地方協議会に積極的に参画したり、都道府県歯科医師会や大学の法医学教室等との合同研修会等に積極的に参加したりするなどして、これら機関・団体との協力関係の強化・構築に努めている。

　なお、令和3年中に海上保安庁が取り扱った死体276体のうち、遺伝子構造の検査が行われたものは25体（9%）、歯牙の調査が行われたものは17体（6%）であった。

写真2-4-12 歯科医師による歯牙調査の様子

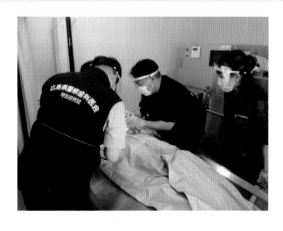

写真提供：海上保安庁

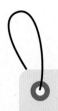

TOPICS

7 警察庁指定広域技能指導官（検視部門）の運用

　警察庁においては、全国的に見て検視部門における極めて卓越した専門的な技能又は知識（以下「専門的技能等」という。）を有する警察職員を、警察庁指定広域技能指導官として指定している。これらの職員は、その専門的技能等を活かして、検視官等を養成するための全国的な研修の講師を務めるほか、都道府県警察の枠組みを越えた死体取扱業務に関する助言や指導を行うなどしている。

　濵田指導官［千葉県警察本部刑事部捜査第一課］

　令和3年4月に警察庁指定広域技能指導官に指定されました。大変光栄に思います。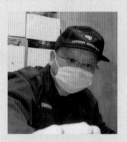

　現在は、千葉県内で一線署の捜査員に対する検視業務の指揮・判断や指導・研修のほか、警察大学校や管区警察学校、他県警察の捜査員等に対する研修を実施する機会もいただいています。

　死体取扱業務は、警察官が行う業務の中でもかなり専門性の高い分野であり、また、精神的にも肉体的にも負担の大きい業務という印象もあります。

　犯罪死見逃し防止と亡くなった方の死因究明を進めるために、必要となる基本的な知識、技術やその責務について、これから活躍する若手捜査員等に伝えることで、今後の実務能力の向上や適正な検視業務の推進に役立ってくれれば…と考えています。

　松島指導官［前福岡県警察本部刑事部捜査第一課・現福岡県飯塚警察署地域管理官］

　警察官は御遺体や現場の状況等を入念に観察し、犯罪性の有無を判断します。検視官はこの分野の専門家であり、捜査経験が豊富かつ警察大学校における法医学の講義等を受講した者が任命さ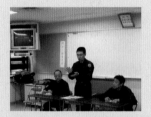

れます。御遺体が関係する様々な現場において非常に難しい判断を求められるため、全国の検視官等は日々、薄氷を踏む思いで現場に臨んでいます。全国の犯罪死の見逃し防止に万全を期すため、私は広域技能指導官として、新任検視官や将来の検視官候補者を対象に警察大学校や管区警察学校等で自身の経験や全国の教訓事例を伝えています。また、海上保安官等、御遺体を取り扱うことのある他官庁の方々にも講義する機会をいただいており、警察官以外の職員のレベルアップや更なる連携の強化にも努めています。

第5節　死体の検案及び解剖等の実施体制の充実

（検案の実施体制の充実）

1　警察等の検視・調査への立会いや検案をする医師のネットワーク強化に関する協力

【施策番号41】（再掲）

P45【施策番号 27】参照

2　死体検案研修会の充実

【施策番号42】（再掲）

P28【施策番号 3】参照

3　異状死死因究明支援事業等の検証等

【施策番号43】（再掲）

P29【施策番号 4】参照

4　死亡時画像診断に関する研修会の充実

【施策番号44】（再掲）

P31【施策番号 7】参照

5　地方公共団体に対する死因究明等に係る専門的機能を有する体制整備への協力

【施策番号45】（再掲）

P43【施策番号 24】参照

6　小児死亡例に対する死亡時画像診断の情報の収集・分析等

【施策番号46】（再掲）

P32【施策番号 8】参照

7　検案医等への解剖等の結果の還元

【施策番号47】（再掲）

P30【施策番号 6】参照

8　異状死死因究明支援事業による解剖・検査に必要な費用の支援

【施策番号48】

厚生労働省においては、平成 22 年度以降、都道府県における死因究明の体制づくりを

推進することを目的として、都道府県知事が必要と判断する解剖や死亡時画像診断の実施等に要する費用を補助する異状死死因究明支援事業を実施している。

令和3年度は、解剖が行われない死体について感染症等の検査を行う場合もその費用を補助できるよう、補助対象を拡充した。また、35都道府県から、都道府県知事が必要と判断した解剖や死亡時画像診断等の検査又は地方協議会の開催に要する経費に係る補助金の交付申請を受け付け、交付決定した。

資2-5-8　異状死死因究明支援事業の概要

異状死死因究明支援事業

目　的

○ 異状死に係る死因究明のための取組みを行っている都道府県に対し、行政解剖や死亡時画像診断に係る経費について財政的支援を行うことにより、死因究明の体制づくりを推進すること。

事業内容

○補助先：都道府県　○補助率：1／2

① 法医学教室との連携等により、都道府県の判断で解剖を実施
② CTやMRIを活用した死亡時画像診断の実施
③ 感染症の検査、薬毒物検査等の実施

※「警察等が取り扱う死体の死因又は身元の調査等に関する法律」に基づき実施するものを除く。

④ 関係機関・団体等が参加する死因究明等推進地方協議会の開催に必要な経費（旅費、謝金、会議費等）の財政的支援

【本事業の補助金を活用した都道府県数】

	平成29年度	平成30年度	令和元年度	令和2年度	令和3年度
都道府県数	22	26	30	24	35

※令和3年度は交付決定した都道府県数

出典：厚生労働省資料による

9　検案に際して行われる検査の費用等の金額の基準や算定根拠の在り方に係る研究の実施等

【施策番号49】

厚生労働省においては、平成26年度以降、厚生労働科学研究費補助金や厚生労働行政推進調査事業費補助金により、死因究明に関する研究を推進しており、その中で、検案に際して行われる検査の費用や検案書発行料の費用負担の在り方について検討を行っている。

令和3年度は、検案料支払い基準を人件費、旅費、検案費用に分類して積算する方法について検証が行われた。今後、検案に携わる医師等の関係者の意見を聞きながら更なる検討が加えられる予定である。

| 資2-5-9 | 厚生労働行政推進調査事業費補助金（地域医療基盤開発推進研究事業）「死因究明等の推進に関する研究」における検案料支払い基準の検討（概要） |

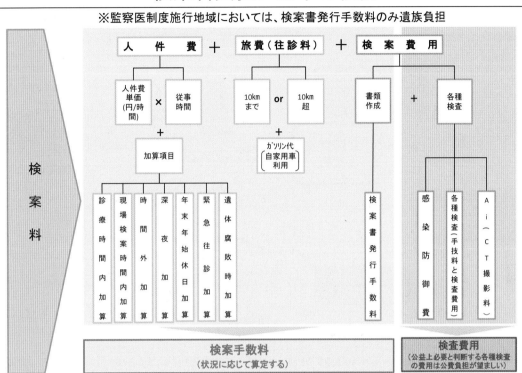

出典：厚生労働行政推進調査事業費補助金（地域医療基盤開発推進研究事業）「死因究明等の推進に関する研究」令和3年度総括研究報告書

10　死亡診断書（死体検案書）の様式等の必要な見直し及び電子的交付の検討

【施策番号50】

　厚生労働省においては、平成26年度以降、厚生労働科学研究費補助金や厚生労働行政推進調査事業費補助金により、死因究明に関する研究を推進しており、その中で、死亡診断書等の様式や電子的交付について検討を行っている。

　令和3年度は、死亡診断書等の電子的交付について、法的・技術的課題を整理するとともに、その実証実験に向けた検討が行われたほか、死亡診断書等の様式について、その改善と情報の利活用について検討が行われた。

　このほか、同年度は、厚生労働行政推進調査事業費補助金（厚生労働科学特別研究事業）により、「死亡診断書の電子的交付を推進する基盤整備に係る研究」を推進しており、その中で、医療機関と市区町村の間で利用されている既存の文書交換システムを利用して、死亡診断書をオンラインで提出する仕組みの実証研究が行われた。

　厚生労働省においては、これらの研究を踏まえつつ、関係省庁と連携して、死亡診断書等の電子的交付について検討を進めている。

厚生労働行政推進調査事業費補助金（地域医療基盤開発推進研究事業）「死因究明等の推進に関する研究」における市区町村における死亡診断書電子化実証的運用のイメージ

市区町村における死亡診断書電子化実証的運用のイメージ

出典：厚生労働行政推進調査事業費補助金（地域医療基盤開発推進研究事業）「死因究明等の推進に関する研究」令和3年度総括研究報告書

11 死体検案に従事する一般臨床医等が死因判定等について悩んだ際に法医学者に相談できる体制の運用

【施策番号51】

　厚生労働省においては、平成30年度以降、一般臨床医等が検案業務に当たって的確な判断を行えるよう、日本医師会に委託して、検案業務に従事する一般臨床医等が死因判定等について悩んだ際に、法医学を専門とする医師に電話で相談できる体制を構築する事業を行っている。

　令和2年度までは、一部の地域を対象にするなど試行的な運用を行っていたが、令和3年度から、全国的な運用を開始しており、地方協議会等の場において、同事業の普及啓発を図っている。

資2-5-11　死体検案相談事業の概要

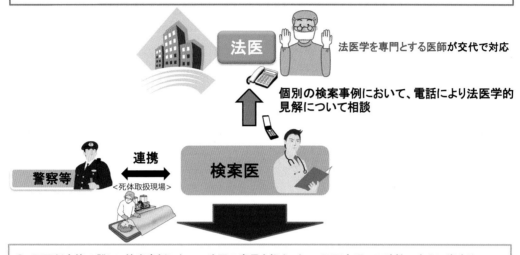

死体検案相談事業

○　監察医制度のない地域では、一般に、臨床医学を専門とする検案医が、死体検案を実施。
○　検案医が警察の依頼に基づく検視立会い及びこれに伴う死体検案を行う際、法医学を専門とする医師に電話等で相談できるよう「検案相談窓口」を設置することにより、検案体制を強化。

法医　法医学を専門とする医師が交代で対応

個別の検案事例において、電話により法医学的見解について相談

警察等　連携　**検案医**
＜死体取扱現場＞

○　死因判定等の難しい検案事例において法医の意見を仰ぐことで、死因究明の正確性の向上に資する。

出典：厚生労働省資料による

12　死因究明等の実施体制の充実に係る取組に対する大学施設等の活用等を通じた協力の要請

【施策番号52】

　文部科学省においては、死因究明等の実施体制の充実に係る取組に対する大学施設等の活用等を通じた協力について、基本法や死因究明等推進計画の内容等の説明の機会を通じて、大学に要請している。

　令和3年度は、全国医学部長病院長会議総会、国公立大学歯学部長・歯学部附属病院長会議、国立大学医学部長会議等の大学・病院関係者を対象とした会議において、死因究明等推進計画の趣旨等を周知するとともに、死因究明等の実施体制の充実に係る取組に対する大学施設等の活用等を通じた協力を含めた死因究明等に係る取組を要請した。

（解剖等の実施体制の充実）

13　地方公共団体に対する死因究明等に係る専門的機能を有する体制整備への協力

【施策番号53】（再掲）

P43【施策番号24】参照

14 死因究明に関し中核的な役割を果たす医療機関、大学等の施設・設備を整備する費用の支援

【施策番号54】

　厚生労働省においては、平成22年以降、死因究明体制の推進を図ることを目的として、死因究明に関し中核的な役割を果たす医療機関等に対し、死因究明のための解剖や死亡時画像診断の実施に必要な施設及び設備の整備に要する費用を補助する死亡時画像診断システム等整備事業を実施している。

　令和3年度は、1県から、感染症対策が施された解剖台の設置に要する経費に係る補助金の交付申請を受け付け、交付決定した。

資2-5-14 死亡時画像診断システム等整備事業の概要

死亡時画像診断システム等整備事業

目 的
○ 死因究明のための死体解剖の実施に必要な設備及び死亡時画像診断システムを導入する都道府県等へ財政的支援を実施することにより、死亡時の病態把握や死因究明体制の推進を図ること。

事業内容

○補助先:都道府県等　○補助率:1／2

①施設整備
　死因究明のための解剖の実施に必要な施設及び死亡時画像診断の実施に必要な施設の新築、増改築及び改修に要する工事費又は工事請負費(解剖室、薬物検査室、CT室、MRI室)の支援

②設備整備
　死因究明のための解剖の実施に必要な設備及び死亡時画像診断又は死体解剖の実施に必要な医療機器購入費(解剖台、薬物検査機器、CT、MRI等)の支援

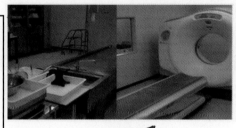
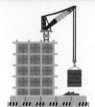

【本事業の補助金を活用した都道府県数】

	平成29年度	平成30年度	令和元年度	令和2年度	令和3年度
都道府県数	3	1	3	2	1

※令和3年度は交付決定した都道府県数

出典：厚生労働省資料による

---

15 異状死死因究明支援事業による解剖・検査に必要な費用の支援

【施策番号55】（再掲）

　P59【施策番号48】参照

16　死因究明等の実施体制の充実に係る取組に対する大学施設等の活用等を通じた協力の要請

【施策番号56】（再掲）

P63【施策番号52】参照

第1節

第2節

第3節

第4節

第5節

第6節

第7節

第8節

第9節

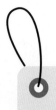

T O P I C S

8 東京都監察医務院における取組

　死体解剖保存法第8条第1項には、「政令で定める地を管轄する都道府県知事は、その地域内における伝染病、中毒又は災害により死亡した疑のある死体その他死因の明らかでない死体について、その死因を明らかにするため監察医を置き、これに検案をさせ、又は検案によつても死因の判明しない場合には解剖させることができる。」と規定されており、この「政令で定める地」については、監察医を置くべき地域を定める政令（昭和24年政令第385号）において、「東京都の区の存する区域、大阪市、横浜市、名古屋市及び神戸市」と規定されている。

　これらの規定に基づき東京都に置かれている東京都監察医務院は、令和3年8月1日現在、常勤の医師14名、臨床検査技師13名及びその他の職員26名並びに非常勤の監察医53名、診療放射線技師4名及びその他の職員12名により組織され、庁舎には、解剖台、薬化学検査機器、病理組織検査機器、X線CT装置等の死因究明に必要な設備が整備されている。

　東京都監察医務院の業務は、東京都の23区内における不自然死（死因不明の急性死や事故死等）について、死体の検案を行うとともに必要に応じて解剖を行うなどして、死因の究明等を行うことであり、昭和21年の監察医業務開始以降、令和3年までに扱った検案件数は60万4,387件、このうち、解剖件数は15万9,990件となっている。

　東京都監察医務院は、これらの業務を通して、これまでに、肺塞栓症（いわゆるエコノミークラス症候群）の血栓発生源がヒラメ筋静脈にあることを証明し、その予防策を普及させることに繋げたり、犯罪に起因する死亡である蓋然性が高度に認められる死体について警察に通報し、犯罪捜査への移行に繋げたりするなど、公衆衛生の向上や安寧秩序の維持に大きく貢献している。また、医師や警察官等を対象とした研修等にも力を入れており、死因究明に携わる人材の育成にも寄与している。

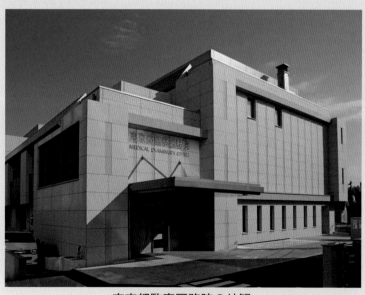

東京都監察医務院の外観

写真提供：東京都監察医務院

TOPICS

9　警察及び海上保安庁における取扱死体に対する解剖の実施状況

　警察及び海上保安庁においては、死体を発見し、又は発見した旨の通報を受けて取り扱う死体が、犯罪死体又は犯罪の疑いがある死体である場合は司法解剖を、司法解剖の対象ではなくとも、死因が警察又は海上保安庁において被害の拡大・再発防止措置を講ずる必要があるような災害、事故、犯罪等であるか否かを判断する上で、特に必要がある場合は調査法解剖を実施している。

　また、警察又は海上保安庁において、これらの解剖が実施されない場合でも、公衆衛生等の観点から（例えば、感染症による死亡が疑われる死体について、その死因を明らかにして感染拡大防止措置の要否等を判断する必要がある場合など）、死体解剖保存法の規定に基づき、監察医の判断による解剖（以下「監察医解剖」という。）が実施されたり、遺族の承諾を得て、医師等の判断による解剖（以下「承諾解剖」という。）が実施されたりするケースもある。

　警察が取り扱った死体及び海上保安庁が取り扱った死体について、死因・身元調査法が施行された平成25年から令和3年までの間の解剖の実施状況の推移をみると、司法解剖の実施件数は概ね横ばいであり、調査法解剖の実施件数は増加傾向にあるが、これら以外の解剖（監察医解剖、承諾解剖等。以下「監察医解剖等」という。）の実施件数は平成30年以降徐々に減少している。

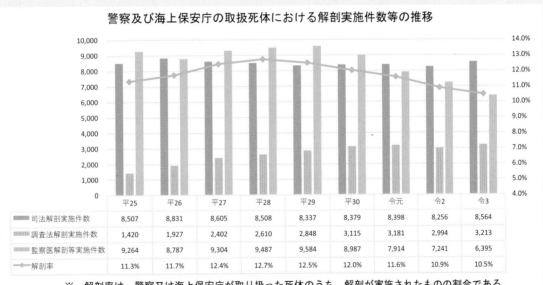

警察及び海上保安庁の取扱死体における解剖実施件数等の推移

	平25	平26	平27	平28	平29	平30	令元	令2	令3
司法解剖実施件数	8,507	8,831	8,605	8,508	8,337	8,379	8,398	8,256	8,564
調査法解剖実施件数	1,420	1,927	2,402	2,610	2,848	3,115	3,181	2,994	3,213
監察医解剖等実施件数	9,264	8,787	9,304	9,487	9,584	8,987	7,914	7,241	6,395
解剖率	11.3%	11.7%	12.4%	12.7%	12.5%	12.0%	11.6%	10.9%	10.5%

　※　解剖率は、警察又は海上保安庁が取り扱った死体のうち、解剖が実施されたものの割合である。

出典：厚生労働省資料による

　また、このうち令和3年中の監察医解剖等の実施件数は、全国で6,395件であるところ、監察医が置かれている都府県を含む4都府県においてその98.2%（6,278件）が実施されている一方で、29府県では1件も実施されていないなど、その実施状況は地域によって大きな差がある。

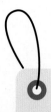

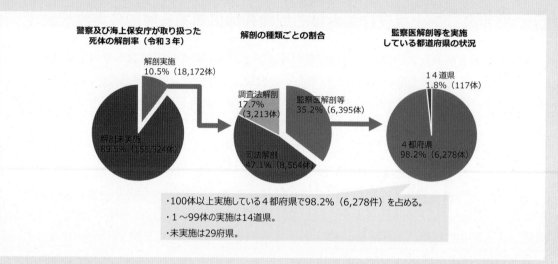

警察及び海上保安庁が取り扱った死体の解剖率（令和3年）

解剖実施
10.5%（18,172体）

解剖未実施
89.5%（155,324体）

解剖の種類ごとの割合

調査法解剖
17.7%
（3,213体）

監察医解剖等
35.2%（6,395体）

司法解剖
47.1%（8,564体）

監察医解剖等を実施している都道府県の状況

14道県
1.8%（117体）

4都府県
98.2%（6,278体）

・100体以上実施している4都府県で98.2%（6,278件）を占める。
・1〜99体の実施は14道県。
・未実施は29府県。

出典：厚生労働省資料による

　厚生労働省においては、こうした実態も踏まえ、各地域において、公衆衛生の向上を目的とした解剖、検査等が適切に実施されるよう、死因究明等の体制整備の先導的なモデルを構築することを目的として、令和4年度から、死因究明拠点整備モデル事業（P43【施策番号24】参照）を実施することとした。

　今後、同事業を推進するとともに、その成果や課題を踏まえつつ、必要な死因究明等の体制の整備について検討を進めることとしている。

第6節　死因究明のための死体の科学調査の活用

（薬物及び毒物に係る検査の活用）

1　地方公共団体に対する死因究明等に係る専門的機能を有する体制整備への協力

【施策番号57】（再掲）

P43【施策番号24】参照

2　死因究明に関し中核的な役割を果たす医療機関、大学等の施設・設備を整備する費用の支援

【施策番号58】（再掲）

P64【施策番号54】参照

3　異状死死因究明支援事業による解剖・検査に必要な費用の支援

【施策番号59】（再掲）

P59【施策番号48】参照

4　死因究明に係る薬毒物検査における標準品の整備の必要性等に関する検討

【施策番号60】

　厚生労働省においては、各地域において必要な死因究明等が円滑に実施され、その結果が公衆衛生の向上・増進等に活用される体制の構築を推進するため、令和４年度予算において、新規事業として死因究明拠点整備モデル事業（薬毒物検査拠点モデル事業）の実施に要する経費（48百万円の内数）を盛り込んだ。

　薬毒物検査拠点モデル事業は、大学の法医学教室や検案を行う医師等が連携し、公衆衛生の観点から薬毒物検査を実施するための拠点を試行的に構築し、運用する事業である。

　今後、同事業を推進するとともに、その成果や課題を踏まえつつ、薬毒物検査における標準品の必要性等を含め、必要な死因究明等の体制の整備について検討を進めることとしている。

具体的なスキームのイメージ　※あくまでイメージ。実際の運用は地域の状況に応じて構築。

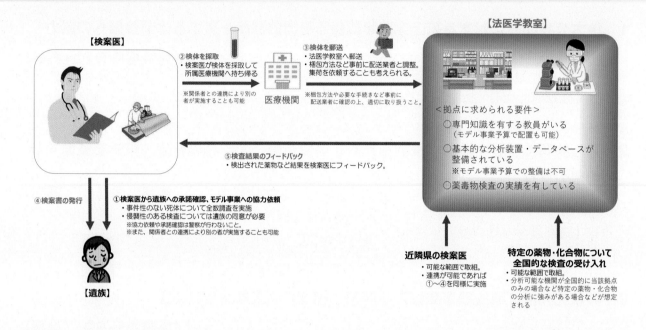

出典：厚生労働省資料による

5　必要な薬毒物定性検査を迅速かつ的確に実施するための科学捜査研究所の体制整備等

【施策番号61】（再掲）

P50【施策番号31】参照

6　警察における必要な定性検査の確実な実施

【施策番号62】

　警察が死体の取扱いに際して実施する薬毒物検査には、死体取扱現場で行われる簡易検査と科学捜査研究所等で行われる本格的な定性検査がある。警察においては、死体取扱現場において、薬物及び毒物を検知することができる簡易薬毒物検査キットを用いた予試験を徹底することや、複数の簡易薬毒物検査キットを活用するなど薬毒物検査の充実を図るとともに、必要があると認めるときは、科学捜査研究所等において、分析機器による本格的な定性検査を実施している。

　令和3年中に警察が取り扱った死体17万3,220体のうち、死因・身元調査法第5条の規定に基づく薬毒物検査が行われたものは16万2,959体（94.1％）であり、科学捜査研究所等において分析機器による検査が行われたものは9,478体（5.5％）であった。

写真2-6-6-1 ▶ 科学捜査研究所における薬毒物検査の実施状況

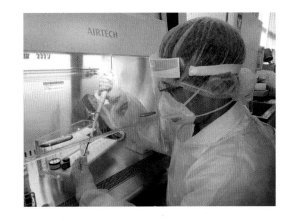

写真提供：警察庁

資2-6-6-2 ▶ 科学捜査研究所等における分析機器による薬毒物検査実施体数・実施率の推移

	平成29年	平成30年	令和元年	令和2年	令和3年
死体取扱数	165,837	170,174	167,808	169,496	173,220
うち薬毒物定性検査実施体数（※）	11,068	12,182	10,473	9,669	9,478
実施率	6.7%	7.2%	6.2%	5.7%	5.5%

※　死因・身元調査法第5条の規定に基づき、科学捜査研究所等において分析機器により実施したものに限る。

出典：警察庁資料による

7　死因・身元調査法に基づく検査の適切な実施を推進するための都道府県警察と都道府県医師会、法医学教室等との連携強化等

【施策番号63】（再掲）

P50【施策番号32】参照

8　海上保安庁における必要な定性検査の確実な実施

【施策番号64】

　海上保安庁においては、死体の取扱いに際して、死体から採取した体液又は尿中の薬毒物の有無を確認するため、簡易検査キットを用いた薬毒物検査を積極的に実施しているほか、必要があると認めるときは、都道府県警察又は大学の法医学教室に嘱託し、薬毒物に係る定性検査を実施している。

　令和3年中に海上保安庁が取り扱った死体276体のうち、死因・身元調査法第5条の規定に基づき薬毒物検査が行われたものは53体（19.2%）であり、このうち、都道府県警察又は大学の法医学教室に嘱託して、分析機器による検査が行われたものはなかった。

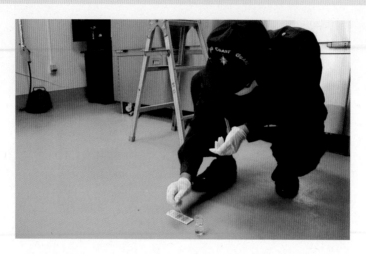

写真提供：海上保安庁

資2-6-8-2 海上保安庁における薬毒物検査実施体数・実施率の推移

	令和元年	令和2年	令和3年
死体取扱数	331	312	276
うち薬毒物検査実施体数（※）	59	54	53
実施率	17.8%	17.3%	19.2%

※ 死因・身元調査法第5条の規定に基づき実施したものに限る。

出典：海上保安庁資料による

9 死因究明等の実施体制の充実に係る取組に対する大学施設等の活用等を通じた協力の要請

【施策番号65】（再掲）

P63【施策番号52】参照

（死亡時画像診断の活用）

10 地方公共団体に対する死因究明等に係る専門的機能を有する体制整備への協力

【施策番号66】（再掲）

P43【施策番号24】参照

11 死因究明に関し中核的な役割を果たす医療機関、大学等の施設・設備を整備する費用の支援

【施策番号67】（再掲）

P64【施策番号54】参照

12　異状死死因究明支援事業による解剖・検査に必要な費用の支援

【施策番号68】（再掲）

P59【施策番号48】参照

13　死亡時画像診断に関する研修会の充実

【施策番号69】（再掲）

P31【施策番号7】参照

14　小児死亡例に対する死亡時画像診断の情報の収集・分析等

【施策番号70】（再掲）

P32【施策番号8】参照

15　死因・身元調査法に基づく検査の適切な実施を推進するための都道府県警察と都道府県医師会、法医学教室等との連携強化等

【施策番号71】（再掲）

P50【施策番号32】参照

16　死亡時画像診断の実施に協力を得られた病院との協力関係の強化・構築

【施策番号72】（再掲）

P51【施策番号33】参照

17　死因究明等の実施体制の充実に係る取組に対する大学施設等の活用等を通じた協力の要請

【施策番号73】（再掲）

P63【施策番号52】参照

第1節
第2節
第3節
第4節
第5節
第6節
第7節
第8節
第9節

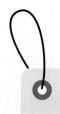

10 長崎大学と長崎県警察本部の死因究明等に係る相互協力

　国立大学法人長崎大学（以下「長崎大学」という。）と長崎県警察本部は、平成30年3月30日、死因究明及び身元確認等に係る相互協力に関する協定を締結し、長崎県警察本部が取り扱う死体を対象として、死後画像診断[注5]に関する事項、薬毒物スクリーニングに関する事項等について相互に協力している。

　死後画像診断に関しては、長崎大学において、長崎県警察本部に所属する警察官を協力研究員として併任することなどにより、365日24時間体制で必要な死後画像診断を行うことができる体制を構築しており、令和3年中に長崎県警察において取り扱った死体（交通関係を除く。以下同じ。）1,543体のうち793体（51.4%）については、長崎大学において死後画像診断を実施している。

　また、薬毒物スクリーニングに関しては、解剖を行う死体については全例について、解剖を行わないものについては薬物又は毒物の関与が疑われる死体等について、生前の薬物及び毒物の摂取事実等を明らかにするため、死体から採取した尿、血液等を試料として分析機器による検査を実施しており、令和3年中に長崎県警察において取り扱った死体1,543体のうち1,365体（88.5%）については、長崎大学においてこうした検査によるスクリーニングを実施している。

　このほか、生化学検査や歯科所見による身元確認等においても、長崎大学と長崎県警察本部は相互に協力しており、こうした死因究明等に係る相互協力により、法医学・法歯学の分野の教育・研究に資するとともに、より正確に死因究明等を行うことで犯罪死の見逃し防止を図っている。

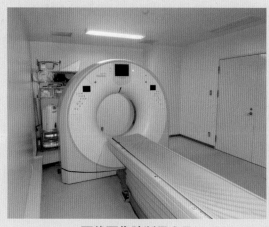

死後画像診断用CT	薬毒物スクリーニング用分析機器
写真提供：長崎大学	写真提供：長崎大学

注5）死亡時画像診断と同義。

第7節　身元確認のための死体の科学調査の充実及び身元確認に係るデータベースの整備

1　歯科所見による身元確認を行う歯科医師の体制整備に関する協力

【施策番号74】（再掲）

P46【施策番号28】参照

2　「身元確認照会システム」の適正かつ効果的な運用

【施策番号75】（再掲）

P53【施策番号34】参照

3　身元確認のために必要なDNA型鑑定を適切に実施するための鑑定体制の整備等

【施策番号76】（再掲）

P54【施策番号35】参照

4　大規模災害等における迅速な歯科所見情報の採取・照合のための準備

【施策番号77】

警察においては、身元不明死体の歯科所見を端緒とした身元確認に資するため、都道府県歯科医師会と連携して、歯科所見情報の照会要領を定めるなど、所要の準備を行っている。

5　歯科診療情報を身元確認へ活用するための大規模データベースの構築に向けた検討等

【施策番号78】

厚生労働省においては、歯科情報による身元確認作業の効率化・迅速化を図るため、平成25年度から、口腔診査情報標準コード仕様（歯科診療情報をレセプトコンピュータから出力するための共通コード。以下「標準コード仕様」という。）の作成を開始し、令和3年3月、厚生労働省における保健医療情報分野の標準規格として採用したほか、歯科医療関係者を対象とした研修会を開催するなどして、標準コード仕様の周知等を行っている。

また、令和3年度は、標準コード仕様を用いた身元確認データベースの構築に向けて、歯科情報の利活用推進事業において、レセプトデータから作成した標準コード仕様による個人識別の精度について検証を行うとともに、歯科診療情報の収集及び身元確認デー

ベースの構築における個人情報の取扱い等について課題を整理した。

引き続き、標準コード仕様を用いた身元確認データベースの構築等に向けた取組を進めていくこととしている。

資2-7-5 **歯科情報の利活用推進事業におけるレセプトデータからの身元確認データ収集イメージ**

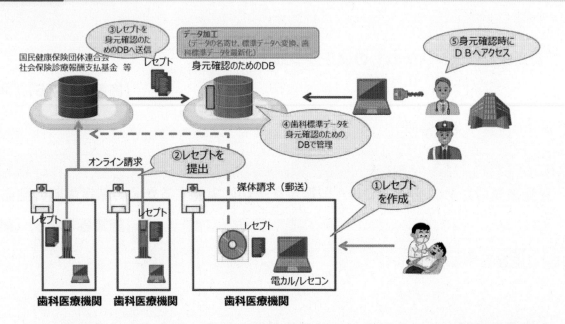

出典：厚生労働省資料による

6　身元不明死体に係る必要な遺伝子構造の検査、歯牙の調査等を確実に実施するための海上保安庁と都道府県警察、法医学教室、都道府県歯科医師会等との協力関係の強化・構築

【施策番号79】（再掲）

P57【施策番号40】参照

第1節

第2節

第3節

第4節

第5節

第6節

第7節

第8節

第9節

| 第8節 | 死因究明により得られた情報の活用及び遺族等に対する説明の促進 |

（死因究明により得られた情報の活用）

1　死因・身元調査法に基づく通報の実施

【施策番号80】

　警察及び海上保安庁においては、死因・身元調査法第9条の規定に基づき、同法第4条第2項の規定による調査、同法第5条第1項の規定による検査又は同法第6条第1項の規定による解剖により明らかになった死因が、その後同種の被害を発生させるおそれのあるものであって、必要があると認めるときは、その旨を関係行政機関に通報するよう努めている。

　令和3年中の、警察における同法第9条の規定に基づく通報件数は1,497件であり、海上保安庁における同条の規定に基づく通報はなかった。

| 資2-8-1-1 | 警察における死因・身元調査法第9条の規定に基づく通報件数の推移 |

	平成29年	平成30年	令和元年	令和2年	令和3年
通報件数	170	949	756	1,017	1,497

出典：警察庁資料による

| 資2-8-1-2 | 海上保安庁における死因・身元調査法第9条の規定に基づく通報件数の推移 |

	平成29年	平成30年	令和元年	令和2年	令和3年
通報件数	0	0	0	0	0

出典：海上保安庁資料による

2　解剖、死亡時画像診断等の情報を収集するデータベースの構築等

【施策番号81】

　厚生労働省においては、平成27年度以降、死因究明体制の充実や疾病予防、健康長寿対策等の公衆衛生の向上に資することを目的として、異状死死因究明支援事業（P59【施策番号48】参照）を活用するなどして実施された解剖や死亡時画像診断に関する情報の分析・検証を行う事業を行っている。

　令和3年度は、異状死死因究明支援事業を活用するなどして実施された解剖や死亡時画像診断に関する情報を収集し、関係機関において共有・分析するために構築した解剖・死亡時画像診断全国データベースシステムについて、これを利用することが想定される大学の法医学教室や県の知事部局等の意見を聞きながら、その具体的な運用要領等に関する検討を行った。

解剖・死亡時画像診断全国データベースシステムの概要

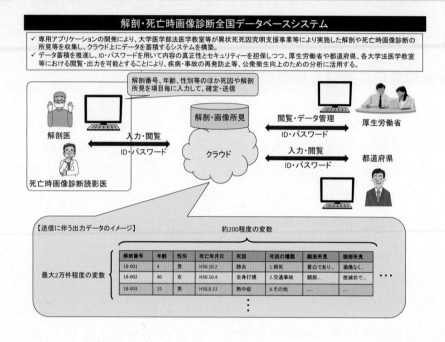

出典：厚生労働省資料による

3 異状死死因究明支援事業等の検証等

【施策番号82】（再掲）

P29【施策番号4】参照

4 都道府県医師会と都道府県警察による合同研修会等の開催等

【施策番号83】（再掲）

P29【施策番号5】参照

5 死亡時画像診断に関する研修等への警察による協力

【施策番号84】（再掲）

P33【施策番号9】参照

6 検案医等への解剖等の結果の還元

【施策番号85】（再掲）

P30【施策番号6】参照

7 死亡診断書（死体検案書）の様式等の必要な見直し及び電子的交付の検討

【施策番号86】（再掲）

P61【施策番号50】参照

8　CDRに関する情報の収集、管理、活用等の在り方についての検討

【施策番号87】

　予防のための子どもの死亡検証（Child Death Review（以下「CDR」という。））は、子どもが死亡した時に、複数の機関や専門家（医療機関、警察、消防、行政関係者等）が、子どもの既往歴や家族背景、死に至る直接の経緯等に関する様々な情報を基に死亡検証を行うことにより、効果的な予防策を導き出し予防可能な子どもの死亡を減らすことを目的とするものである。

　厚生労働省においては、成育過程にある者及びその保護者並びに妊産婦に対し必要な成育医療等を切れ目なく提供するための施策の総合的な推進に関する法律（平成30年法律第104号）や基本法が施行されたことを踏まえ、内閣府、警察庁、法務省及び文部科学省と連携しつつ、令和2年度に7府県（群馬県、山梨県、三重県、滋賀県、京都府、香川県及び高知県）でCDR体制整備モデル事業を開始した。令和3年度は2道県（北海道及び福島県）で新たに同事業を開始しており、令和4年3月末現在、これら9道府県で試行的にCDRの実施体制を整備している。

　今後、同事業を推進するとともに、事業の結果を踏まえて、CDRの体制整備に向けた検討を進めていくこととしている。

資2-8-8　予防のための子どもの死亡検証体制整備モデル事業の概要

予防のための子どもの死亡検証体制整備モデル事業

【令和2年度創設】

目的
- 予防のための子どもの死亡検証は、子どもが死亡した時に、複数の機関や専門家（医療機関、警察、消防、行政関係者等）が、子どもの既往歴や家族背景、死に至る直接の経緯等に関する様々な情報を基に死因調査を行うことにより、効果的な予防対策を導き出し予防可能な子どもの死亡を減らすことを目的とするもの。
- 今般、成育基本法や、死因究明等推進法の成立を踏まえ、一部の都道府県において、実施体制の整備をモデル事業として試行的に実施し、その結果を国へフィードバックすることで、体制整備に向けた検討材料とする。

内容
（1）推進会議
　医療機関、行政機関、警察等と子どもの死亡に関する調査依頼や、これに対する報告などの連携を行うため、関係機関による推進会議を実施し、データの収集等を円滑に行う環境を整える。
（2）情報の収集・管理等
　子どもの死亡に関する情報（医学的要因、社会的要因）を関係機関から収集し、標準化したフォーマット（死亡調査票）に記録。
（3）多機関ワーキンググループ（政策提言委員会）
　死因を多角的に検証するため、医療機関、行政機関、警察等の様々な専門職や有識者を集めて検証委員会を開催し、検証結果を標準化したフォーマット（死亡検証結果表）に記録する。さらに、都道府県に対し、検証結果をもとに今後の対応策などをまとめた提言を行う。

＜事業イメージ＞

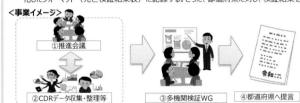

①推進会議
②CDRデータ収集・整理等
③多機関検証WG
④都道府県へ提言

【事業の流れ】
① 推進会議により、関係機関からのデータ収集の環境を整える。
② 関係機関より収集したデータの整理等を行う。
③ 整理されたデータに基づき様々な機関を招集し、検証WGを開催。
④ その後、まとめられた検証結果をもとに、検証WGから都道府県に対し、今後の対応策をまとめた提言を行う。

実施主体・補助率等
- 実施主体　：都道府県
- 補助率　　：国10／10

事業実績
- 実施自治体数
令和2年度：7自治体（群馬県、山梨県、三重県、滋賀県、京都府、香川県、高知県）
令和3年度：9自治体（上記7自治体＋北海道、福島県）

出典：厚生労働省資料による

9　虐待による死亡が疑われる事例の児童相談所等への共有

【施策番号88】

　厚生労働省においては、虐待により児童が心身に著しく重大な被害を受けた事例の地方公共団体による分析に資するよう、医療機関や大学の法医学教室等において虐待による死亡が疑われると判断した場合には、関係法令との整合性を図りつつ、児童相談所等の関係機関に情報が共有されるよう、その具体的な方法等について警察庁及び法務省と協議を行った。

　今後、その協議結果を踏まえつつ、虐待による児童の死亡事案の情報共有について、関係機関・団体への周知を図ることとしている。

（死因究明により得られた情報の遺族等に対する説明の促進）

10　犯罪捜査の手続が行われた死体に係る死因等についての丁寧な遺族等への説明

【施策番号89】

　警察、検察庁及び海上保安庁においては、犯罪死体等の犯罪捜査の手続が行われた死体について、刑事訴訟法第47条の趣旨等を踏まえ、捜査への影響、第三者のプライバシーの保護等に配意しつつ、遺族等に対して丁寧な説明を行うよう努めている。

11　犯罪捜査の手続が行われていない死体に係る死因等についての丁寧な遺族等への説明

【施策番号90】

　警察及び海上保安庁においては、犯罪捜査の手続が行われていない死体に係る死因等については、第三者のプライバシーの保護に留意しつつ、死因・身元調査法第10条の趣旨を踏まえ、遺族等の要望に応じ、書面を交付するなどして丁寧な説明に努めている。

　また、死体の調査、解剖等に関する手続等を記載したパンフレットを作成・活用するなどして、遺族等の心情に配意した適切な対応に努めている。

資2-8-11　遺族説明用パンフレット（北海道警察）

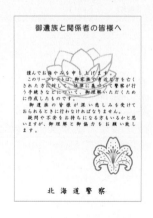

出典：警察庁資料による

12　解剖等を行った医師や歯科所見を採取して身元確認の異同を判断した歯科医師に対する遺族等への説明の依頼

【施策番号91】

　警察及び海上保安庁においては、遺族等への死因等の説明に際して、解剖結果、死亡時画像診断結果、検案結果、身元確認結果等の専門的知識を要する事項については、解剖等を行った医師や歯科所見を採取して身元確認の異同を判断した歯科医師に説明を依頼するなど、遺族等の要望を踏まえた対応に努めている。

13　死亡診断書（死体検案書）の内容についてできるだけ丁寧に説明すべきことについての周知

【施策番号92】

　厚生労働省においては、医師が死亡診断書（死体検案書）を作成するに当たっての留意事項等をまとめた死亡診断書（死体検案書）記入マニュアル[注6]を発行しており、その中で、遺族等からの要望があった場合、死亡診断書（死体検案書）の内容について遺族へできるだけ丁寧に説明を行うことなどについて記載し、その周知を図っている。

　令和3年度は、地方協議会や日本医師会主催の都道府県医師会「警察活動に協力する医師の部会（仮称）」連絡協議会等を通じ、各都道府県医師会からの参加者等に対して、遺族等からの要望があった場合には、死亡診断書又は死体検案書の内容についてできるだけ丁寧に説明すべきであることについて、検案に携わる医師への周知を依頼した。

資2-8-13　令和3年度版　死亡診断書（死体検案書）記入マニュアル

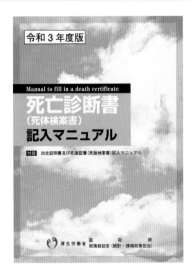

出典：厚生労働省資料による

注6）　https://www.mhlw.go.jp/toukei/manual/

1　死因究明等により得られた情報を取り扱う者に対する情報管理の重要性の周知徹底
【施策番号93】

　厚生労働省においては、令和3年度中に開催された地方協議会、日本医師会主催の都道府県医師会「警察活動に協力する医師の部会（仮称）」連絡協議会等を通じ、それぞれの参加者に対して、死因究明により得られた情報については、死者及びその遺族等の権利利益等に配慮して管理する必要があることを踏まえ、当該情報を取り扱う者に情報管理の重要性を周知徹底するよう依頼した。

　文部科学省においては、令和3年度中に開催された全国医学部長病院長会議総会、国公立大学歯学部長・歯学部附属病院長会議、国立大学医学部長会議等の大学・病院関係者を対象とした会議において、死因究明等により得られた情報を取り扱う者に対する情報管理の重要性を含む死因究明等推進計画の趣旨等を周知した。

　警察、検察庁及び海上保安庁においては、死者及びその遺族等の権利利益等に配慮しつつ、個人情報の管理に関する法令等に基づき、死因究明等により得られた情報の適切な管理に努めている。

資料編

1　死因究明等推進基本法（令和元年法律第33号）

目次

　　　第一章　総則

（目的）

第一条　この法律は、死因究明等に関する施策に関し、基本理念を定め、国及び地方公共団体等の責務を明らかにし、死因究明等に関する施策の基本となる事項を定め、並びに死因究明等に関する施策に関する推進計画の策定について定めるとともに、死因究明等推進本部を設置すること等により、死因究明等に関する施策を総合的かつ計画的に推進し、もって安全で安心して暮らせる社会及び生命が尊重され個人の尊厳が保持される社会の実現に寄与することを目的とする。

（定義）

第二条　この法律において「死因究明」とは、死亡に係る診断若しくは死体（妊娠四月以上の死胎を含む。以下同じ。）の検案若しくは解剖又はその検視その他の方法によりその死亡の原因、推定年月日時及び場所等を明らかにすることをいう。

2　この法律において「身元確認」とは、死体の身元を明らかにすることをいう。

3　この法律において「死因究明等」とは、死因究明及び身元確認をいう。

（基本理念）

第三条　死因究明等の推進は、次に掲げる死因究明等に関する基本的認識の下に、死因究明等が地域にかかわらず等しく適切に行われるよう、死因究明等の到達すべき水準を目指し、死因究明等に関する施策について達成すべき目標を定めて、行われるものとする。

一　死因究明が死者の生存していた最後の時点における状況を明らかにするものであることに鑑み、死者及びその遺族等の権利利益を踏まえてこれを適切に行うことが、生命の尊重と個人の尊厳の保持につながるものであること。

二　死因究明の適切な実施が、遺族等の理解を得ること等を通じて人の死亡に起因する紛争を未然に防止し得るものであること。

三　身元確認の適切な実施が、遺族等に死亡の事実を知らせること等を通じて生命の尊重と個人の尊厳の保持につながるものであるとともに、国民生活の安定及び公共の秩序の維持に資するものであること。

四　死因究明等が、医学、歯学等に関する専門的科学的知見に基づいて、診療において得られた情報も活用しつつ、客観的かつ中立公正に行われなければならないものであること。

2　死因究明の推進は、高齢化の進展、子どもを取り巻く環境の変化等の社会情勢の変化を踏まえつつ、死因究明により得られた知見が疾病の予防及び治療をはじめとする公衆衛生の向上及び増進に資する情報として広く活用されることとなるよう、行われるものとする。

3　死因究明の推進は、災害、事故、犯罪、虐待その他の市民生活に危害を及ぼす事象が発生した場合における死因究明がその被害の拡大及び予防可能な死亡である場合における再発の防止その他適切な措置の実施に寄与することとなるよう、行われるものとする。

（国の責務）

第四条　国は、前条の基本理念（以下「基本理念」という。）にのっとり、死因究明等に関する施策を総合的に策定し、及び実施する責務を有する。

（地方公共団体の責務）

第五条　地方公共団体は、基本理念にのっとり、死因究明等に関する施策に関し、国との適切な役割分担を踏まえて、その地方公共団体の地域の状況に応じた施策を策定し、及び実施する責務を有する。

（大学の責務）

第六条　大学は、基本理念にのっとり、大学における死因究明等に関する人材の育成及び研究を自主的かつ積極的に行うよう努めるものとする。

（連携協力）

第七条　国、地方公共団体、大学、医療機関、関係団体、医師、歯科医師その他の死因究明等に関係する者は、死因究明等に関する施策が円滑に実施されるよう、相互に連携を図りながら協力しなければならない。

（法制上の措置等）

第八条　政府は、この法律の目的を達成するため、必要な法制上又は財政上の措置その他の措置を講じなければならない。

（年次報告）

第九条　政府は、毎年、国会に、政府が講じた死因究明等に関する施策について報告しなければならない。

　　　第二章　基本的施策

（死因究明等に係る人材の育成等）

第十条　国及び地方公共団体は、死因究明等に関する専門的知識を有する人材を確保することができるよう、医師、歯科医師等の養成課程における死因究明等に関する教育の充実、死因究明等に係る医師、歯科医師等に対する研修その他の死因究明等に係る医師、歯科医師等の人材の育成及び資質の向上並びにその適切な処遇の確保に必要な施策を講

ずるものとする。

2　国及び地方公共団体は、警察等（警察その他その職員が司法警察職員として死体の取扱いに関する業務を行う機関をいう。以下同じ。）における死因究明等が正確かつ適切に行われるよう、死因究明等に係る業務に従事する警察官、海上保安官及び海上保安官補等の人材の育成及び資質の向上に必要な施策を講ずるものとする。

（死因究明等に関する教育及び研究の拠点の整備）

第十一条　国及び地方公共団体は、死因究明等に関する専門的教育を受けた人材の確保及び研究の蓄積が精度の高い死因究明等の実施にとって不可欠であることに鑑み、大学等における死因究明等に関する教育研究施設の整備及び充実その他の死因究明等に関する教育及び研究の拠点の整備に必要な施策を講ずるものとする。

（死因究明等を行う専門的な機関の全国的な整備）

第十二条　国及び地方公共団体は、死因究明等が地域にかかわらず等しく適切に行われるよう、相互に連携を図りながら協力しつつ、法医学、歯科法医学等に関する知見を活用して死因究明等を行う専門的な機関を全国的に整備するために必要な施策を講ずるものとする。

（警察等における死因究明等の実施体制の充実）

第十三条　国及び地方公共団体は、警察等における死因究明等が正確かつ適切に行われるよう、警察等における死体に係る捜査、検視、死因及び身元を明らかにするための調査等の実施体制の充実に必要な施策を講ずるものとする。

（死体の検案及び解剖等の実施体制の充実）

第十四条　国及び地方公共団体は、医師等による死体の解剖が死因究明を行うための方法として最も有効な方法であることを踏まえつつ、医師等が行う死因究明が正確かつ適切に行われるよう、医師等による死体の検案及び解剖等の実施体制の充実に必要な施策を講ずるものとする。

（死因究明のための死体の科学調査の活用）

第十五条　国及び地方公共団体は、死因究明のための死体の科学調査（死因を明らかにするため死体に対して行う病理学的検査、薬物及び毒物に係る検査、死亡時画像診断（磁気共鳴画像診断装置その他の画像による診断を行うための装置を用いて、死体の内部を撮影して死亡の原因を診断することをいう。以下この条において同じ。）その他の科学的な調査をいう。以下この条において同じ。）の有用性に鑑み、病理学的検査並びに薬物及び毒物に係る検査の実施体制の整備、死因究明に関係する者の間における死亡時画像診断を活用するための連携協力体制の整備その他の死因究明のための死体の科学調査の活用を図るために必要な施策を講ずるものとする。

（身元確認のための死体の科学調査の充実及び身元確認に係るデータベースの整備）

第十六条　国及び地方公共団体は、身元確認のための死体の科学調査（身元を明らかにするため死体に対して行う遺伝子構造の検査、歯牙の調査その他の科学的な調査をいう。）

が大規模な災害時はもとより平時においても極めて重要であることに鑑み、その充実を図るとともに、歯科診療に関する情報の標準化の促進並びに当該標準化されたデータの複製の作成、蓄積及び管理その他の身元確認に係るデータベースの整備に必要な施策を講ずるものとする。

（死因究明により得られた情報の活用及び遺族等に対する説明の促進）

第十七条　国及び地方公共団体は、死因究明等に関する施策の適切な実施に資するよう、死者及びその遺族等の権利利益に配慮しつつ、警察等、法医学に関する専門的な知識経験を有する医師又は歯科医師、診療に従事する医師又は歯科医師、保健師、看護師その他の医療関係者等が死因究明により得られた情報を相互に共有し、及び活用できる体制を構築するために必要な施策を講ずるものとする。

2　国及び地方公共団体は、遺族等の心情に十分配慮しつつ、死因究明により得られた情報を適時に、かつ、適切な方法で遺族等に説明することを促進するために必要な施策を講ずるものとする。

（情報の適切な管理）

第十八条　国及び地方公共団体は、死者及びその遺族等の権利利益に配慮して、死因究明等により得られた情報の適切な管理のために必要な施策を講ずるものとする。

　　　第三章　死因究明等推進計画

第十九条　政府は、死因究明等に関する施策の総合的かつ計画的な推進を図るため、死因究明等に関する施策に関する推進計画（以下「死因究明等推進計画」という。）を定めなければならない。

2　死因究明等推進計画は、次に掲げる事項について定めるものとする。

　一　死因究明等の到達すべき水準、死因究明等の施策に関する大綱その他の基本的な事項

　二　死因究明等に関し講ずべき施策

　三　前二号に掲げるもののほか、死因究明等に関する施策を推進するために必要な事項

3　死因究明等推進計画に定める前項第二号の施策については、原則として、当該施策の具体的な目標及びその達成の時期を定めるものとする。

4　厚生労働大臣は、死因究明等推進計画の案につき閣議の決定を求めなければならない。

5　厚生労働大臣は、閣議の決定があったときは、遅滞なく、死因究明等推進計画を公表しなければならない。

6　政府は、死因究明等推進計画の円滑な実施を図るため、その実施に要する経費に関し必要な資金を確保するために必要な措置を講ずるものとする。

7　政府は、死因究明等に関する施策の進捗状況等を踏まえ、三年に一回、死因究明等推進計画に検討を加え、必要があると認めるときは、これを変更しなければならない。

8　第四項及び第五項の規定は、死因究明等推進計画の変更について準用する。

　　　第四章　死因究明等推進本部

（設置及び所掌事務）

第二十条　厚生労働省に、特別の機関として、死因究明等推進本部（以下「本部」という。）を置く。

2　本部は、次に掲げる事務をつかさどる。

一　死因究明等推進計画の案を作成すること。

二　死因究明等に関する施策について必要な関係行政機関相互の調整をすること。

三　前二号に掲げるもののほか、死因究明等に関する施策に関する重要事項について調査審議するとともに、死因究明等に関する施策の実施を推進し、並びにその実施の状況を検証し、評価し、及び監視すること。

（組織）

第二十一条　本部は、死因究明等推進本部長及び死因究明等推進本部員十人以内をもって組織する。

（死因究明等推進本部長）

第二十二条　本部の長は、死因究明等推進本部長（以下「本部長」という。）とし、厚生労働大臣をもって充てる。

（死因究明等推進本部員）

第二十三条　本部に、死因究明等推進本部員（以下「本部員」という。）を置く。

2　本部員は、次に掲げる者をもって充てる。

一　厚生労働大臣以外の国務大臣のうちから、厚生労働大臣の申出により、内閣総理大臣が指定する者

二　死因究明等に関し優れた識見を有する者のうちから、厚生労働大臣が任命する者

3　前項第二号の本部員は、非常勤とする。

（専門委員）

第二十四条　本部に、専門の事項を調査させるため、専門委員を置くことができる。

2　専門委員は、学識経験のある者のうちから、厚生労働大臣が任命する。

（幹事）

第二十五条　本部に、幹事を置き、関係行政機関の職員のうちから、厚生労働大臣が任命する。

2　幹事は、本部の所掌事務について、本部長及び本部員を助ける。

（資料提出の要求等）

第二十六条　本部は、その所掌事務を遂行するため必要があると認めるときは、関係行政機関の長に対し、資料の提出、意見の開陳、説明その他必要な協力を求めることができる。

2　本部は、その所掌事務を遂行するために特に必要があると認めるときは、前項に規定する者以外の者に対しても、必要な協力を依頼することができる。

（本部の運営の在り方）

第二十七条　本部の運営については、第二十三条第二項第二号の本部員の有する知見が積極的に活用され、本部員の間で充実した意見交換が行われることとなるよう、配慮されなければならない。

（事務局）

第二十八条　本部の事務を処理させるため、本部に事務局を置く。

2　事務局に、事務局長のほか、所要の職員を置く。

3　事務局長は、関係のある他の職を占める者をもって充てられるものとする。

4　事務局長は、本部長の命を受けて、局務を掌理する。

（政令への委任）

第二十九条　この章に定めるもののほか、本部の組織及び運営に関し必要な事項は、政令で定める。

　　　　第五章　死因究明等推進地方協議会

第三十条　地方公共団体は、その地域の状況に応じて、死因究明等を行う専門的な機関の整備その他の死因究明等に関する施策の検討を行うとともに、当該施策の実施を推進し、その実施の状況を検証し、及び評価するための死因究明等推進地方協議会を設けるよう努めるものとする。

　　　　第六章　医療の提供に関連して死亡した者の死因究明に係る制度

第三十一条　医療の提供に関連して死亡した者の死因究明に係る制度については、別に法律で定めるところによる。

　　　　附　則　抄

（施行期日）

第一条　この法律は、令和二年四月一日から施行する。

（検討）

第二条　国は、この法律の施行後三年を目途として、死因究明等により得られた情報の一元的な集約及び管理を行う体制、子どもが死亡した場合におけるその死亡の原因に関する情報の収集、管理、活用等の仕組み、あるべき死因究明等に関する施策に係る行政組織、法制度等の在り方その他のあるべき死因究明等に係る制度について検討を加えるものとする。

2 死体解剖保存法（昭和24年法律第204号）

第一条　この法律は、死体（妊娠四月以上の死胎を含む。以下同じ。）の解剖及び保存並びに死因調査の適正を期することによつて公衆衛生の向上を図るとともに、医学（歯学を含む。以下同じ。）の教育又は研究に資することを目的とする。

第二条　死体の解剖をしようとする者は、あらかじめ、解剖をしようとする地の保健所長の許可を受けなければならない。ただし、次の各号のいずれかに該当する場合は、この限りでない。

一　死体の解剖に関し相当の学識技能を有する医師、歯科医師その他の者であつて、厚生労働大臣が適当と認定したものが解剖する場合

二　医学に関する大学（大学の学部を含む。以下同じ。）の解剖学、病理学又は法医学の教授又は准教授が解剖する場合

三　第八条の規定により解剖する場合

四　刑事訴訟法（昭和二十三年法律第百三十一号）第百二十九条（同法第二百二十二条第一項において準用する場合を含む。）、第百六十八条第一項又は第二百二十五条第一項の規定により解剖する場合

五　食品衛生法（昭和二十二年法律第二百三十三号）第六十四条第一項又は第二項の規定により解剖する場合

六　検疫法（昭和二十六年法律第二百一号）第十三条第二項の規定により解剖する場合

七　警察等が取り扱う死体の死因又は身元の調査等に関する法律（平成二十四年法律第三十四号）第六条第一項（同法第十二条において準用する場合を含む。）の規定により解剖する場合

2　保健所長は、公衆衛生の向上又は医学の教育若しくは研究のため特に必要があると認められる場合でなければ、前項の規定による許可を与えてはならない。

3　第一項の規定による許可に関して必要な事項は、厚生労働省令で定める。

第三条　厚生労働大臣は、前条第一項第一号の認定を受けた者が左の各号の一に該当するときは、その認定を取り消すことができる。

一　医師又は歯科医師がその免許を取り消され、又は医業若しくは歯科医業の停止を命ぜられたとき。

二　この法律の規定又はこの法律の規定に基く厚生労働省令の規定に違反したとき。

三　罰金以上の刑に処せられたとき。

四　認定を受けた日から五年を経過したとき。

第四条　厚生労働大臣は、第二条第一項第一号の認定又はその認定の取消を行うに当つては、あらかじめ、医道審議会の意見を聞かなければならない。

2　厚生労働大臣は、第二条第一項第一号の認定をしたときは、認定証明書を交付する。

3　第二条第一項第一号の認定及びその認定の取消に関して必要な事項は、政令で定める。

第五条及び第六条　削除

第七条　死体の解剖をしようとする者は、その遺族の承諾を受けなければならない。ただし、次の各号のいずれかに該当する場合においては、この限りでない。

　一　死亡確認後三十日を経過しても、なおその死体について引取者のない場合

　二　二人以上の医師（うち一人は歯科医師であつてもよい。）が診療中であつた患者が死亡した場合において、主治の医師を含む二人以上の診療中の医師又は歯科医師がその死因を明らかにするため特にその解剖の必要を認め、かつ、その遺族の所在が不明であり、又は遺族が遠隔の地に居住する等の事由により遺族の諾否の判明するのを待つていてはその解剖の目的がほとんど達せられないことが明らかな場合

　三　第二条第一項第三号、第四号又は第七号に該当する場合

　四　食品衛生法第六十四条第二項の規定により解剖する場合

　五　検疫法第十三条第二項後段の規定に該当する場合

第八条　政令で定める地を管轄する都道府県知事は、その地域内における伝染病、中毒又は災害により死亡した疑のある死体その他死因の明らかでない死体について、その死因を明らかにするため監察医を置き、これに検案をさせ、又は検案によつても死因の判明しない場合には解剖させることができる。但し、変死体又は変死の疑がある死体については、刑事訴訟法第二百二十九条の規定による検視があつた後でなければ、検案又は解剖させることができない。

　2　前項の規定による検案又は解剖は、刑事訴訟法の規定による検証又は鑑定のための解剖を妨げるものではない。

第九条　死体の解剖は、特に設けた解剖室においてしなければならない。但し、特別の事情がある場合において解剖をしようとする地の保健所長の許可を受けた場合及び第二条第一項第四号に掲げる場合は、この限りでない。

第十条　身体の正常な構造を明らかにするための解剖は、医学に関する大学において行うものとする。

第十一条　死体を解剖した者は、その死体について犯罪と関係のある異状があると認めたときは、二十四時間以内に、解剖をした地の警察署長に届け出なければならない。

第十二条　引取者のない死体については、その所在地の市町村長（特別区の区長を含むものとし、地方自治法（昭和二十二年法律第六十七号）第二百五十二条の十九第一項の指定都市にあつては、区長又は総合区長とする。以下同じ。）は、医学に関する大学の長（以下「学校長」という。）から医学の教育又は研究のため交付の要求があつたときは、その死亡確認後、これを交付することができる。

第十三条　市町村長は、前条の規定により死体の交付をしたときは、学校長に死体交付証明書を交付しなければならない。

　2　前項の規定による死体交付証明書の交付があつたときは、学校長の行う埋葬又は火葬については、墓地、埋葬等に関する法律（昭和二十三年法律第四十八号）第五条第一項

の規定による許可があつたものとみなし、死体交付証明書は、同法第八条の規定による埋葬許可証又は火葬許可証とみなす。

第十四条　第十二条の規定により死体の交付を受けた学校長は、死亡の確認後三十日以内に引取者から引渡の要求があつたときは、その死体を引き渡さなければならない。

第十五条　前条に規定する期間を経過した後においても、死者の相続人その他死者と相当の関係のある引取者から引渡の要求があつたときは、その死体の全部又は一部を引き渡さなければならない。但し、その死体が特に得がたいものである場合において、医学の教育又は研究のためその保存を必要とするときは、この限りでない。

第十六条　第十二条の規定により交付する死体についても、行旅病人及行旅死亡人取扱法（明治三十二年法律第九十三号）に規定する市町村は、遅滞なく、同法所定の手続（第七条の規定による埋火葬を除く。）を行わなければならない。

第十七条　医学に関する大学又は医療法（昭和二十三年法律第二百五号）の規定による地域医療支援病院、特定機能病院若しくは臨床研究中核病院の長は、医学の教育又は研究のため特に必要があるときは、遺族の承諾を得て、死体の全部又は一部を標本として保存することができる。

2　遺族の所在が不明のとき、及び第十五条但書に該当するときは、前項の承諾を得ることを要しない。

第十八条　第二条の規定により死体の解剖をすることができる者は、医学の教育又は研究のため特に必要があるときは、解剖をした後その死体（第十二条の規定により市町村長から交付を受けた死体を除く。）の一部を標本として保存することができる。但し、その遺族から引渡の要求があつたときは、この限りでない。

第十九条　前二条の規定により保存する場合を除き、死体の全部又は一部を保存しようとする者は、遺族の承諾を得、かつ、保存しようとする地の都道府県知事（地域保健法（昭和二十二年法律第百一号）第五条第一項の政令で定める市又は特別区にあつては、市長又は区長。）の許可を受けなければならない。

2　遺族の所在が不明のときは、前項の承諾を得ることを要しない。

第二十条　死体の解剖を行い、又はその全部若しくは一部を保存する者は、死体の取扱に当つては、特に礼意を失わないように注意しなければならない。

第二十一条　学校長は、第十二条の規定により交付を受けた死体については、行旅病人及行旅死亡人取扱法第十一条及び第十三条の規定にかかわらず、その運搬に関する諸費、埋火葬に関する諸費及び墓標費であつて、死体の交付を受ける際及びその後に要したものを負担しなければならない。

第二十二条　第二条第一項、第十四条又は第十五条の規定に違反した者は、六月以下の懲役又は三万円以下の罰金に処する。

第二十三条　第九条又は第十九条の規定に違反した者は、二万円以下の罰金に処する。

　　　附　則　（略）

3　食品衛生法（昭和22年法律第233号）（抄）

第六十四条　都道府県知事等は、原因調査上必要があると認めるときは、食品、添加物、
　器具又は容器包装に起因し、又は起因すると疑われる疾病で死亡した者の死体を遺族の
　同意を得て解剖に付することができる。

②　前項の場合において、その死体を解剖しなければ原因が判明せず、その結果公衆衛生
　に重大な危害を及ぼすおそれがあると認めるときは、遺族の同意を得ないでも、これに
　通知した上で、その死体を解剖に付することができる。

③　前二項の規定は、刑事訴訟に関する規定による強制の処分を妨げない。

④　第一項又は第二項の規定により死体を解剖する場合においては、礼意を失わないよう
　に注意しなければならない。

4 刑事訴訟法（昭和23年法律第131号）（抄）

第四十七条　訴訟に関する書類は、公判の開廷前には、これを公にしてはならない。但し、公益上の必要その他の事由があつて、相当と認められる場合は、この限りでない。

第百二十九条　検証については、身体の検査、死体の解剖、墳墓の発掘、物の破壊その他必要な処分をすることができる。

第百六十八条　鑑定人は、鑑定について必要がある場合には、裁判所の許可を受けて、人の住居若しくは人の看守する邸宅、建造物若しくは船舶内に入り、身体を検査し、死体を解剖し、墳墓を発掘し、又は物を破壊することができる。
②　裁判所は、前項の許可をするには、被告人の氏名、罪名及び立ち入るべき場所、検査すべき身体、解剖すべき死体、発掘すべき墳墓又は破壊すべき物並びに鑑定人の氏名その他裁判所の規則で定める事項を記載した許可状を発して、これをしなければならない。
③　裁判所は、身体の検査に関し、適当と認める条件を附することができる。
④　鑑定人は、第一項の処分を受ける者に許可状を示さなければならない。
⑤　前三項の規定は、鑑定人が公判廷でする第一項の処分については、これを適用しない。
⑥　第百三十一条、第百三十七条、第百三十八条及び第百四十条の規定は、鑑定人の第一項の規定によつてする身体の検査についてこれを準用する。

第二百二十五条　第二百二十三条第一項の規定による鑑定の嘱託を受けた者は、裁判官の許可を受けて、第百六十八条第一項に規定する処分をすることができる。
②　前項の許可の請求は、検察官、検察事務官又は司法警察員からこれをしなければならない。
③　裁判官は、前項の請求を相当と認めるときは、許可状を発しなければならない。
④　第百六十八条第二項乃至第四項及び第六項の規定は、前項の許可状についてこれを準用する。

第二百二十九条　変死者又は変死の疑のある死体があるときは、その所在地を管轄する地方検察庁又は区検察庁の検察官は、検視をしなければならない。
②　検察官は、検察事務官又は司法警察員に前項の処分をさせることができる。

5　検疫法（昭和26年法律第201号）（抄）

（診察及び検査）

第十三条　検疫所長は、検疫感染症につき、前条に規定する者に対する診察及び船舶等に対する病原体の有無に関する検査を行い、又は検疫官をしてこれを行わせることができる。

2　検疫所長は、前項の検査について必要があると認めるときは、死体の解剖を行い、又は検疫官をしてこれを行わせることができる。この場合において、その死因を明らかにするため解剖を行う必要があり、かつ、その遺族の所在が不明であるか、又は遺族が遠隔の地に居住する等の理由により遺族の諾否が判明するのを待つていてはその解剖の目的がほとんど達せられないことが明らかであるときは、遺族の承諾を受けることを要しない。

6　警察等が取り扱う死体の死因又は身元の調査等に関する法律（平成24年法律第34号）

（目的）

第一条　この法律は、警察等（警察及び海上保安庁をいう。以下同じ。）が取り扱う死体について、調査、検査、解剖その他死因又は身元を明らかにするための措置に関し必要な事項を定めることにより、死因が災害、事故、犯罪その他市民生活に危害を及ぼすものであることが明らかとなった場合にその被害の拡大及び再発の防止その他適切な措置の実施に寄与するとともに、遺族等の不安の緩和又は解消及び公衆衛生の向上に資し、もって市民生活の安全と平穏を確保することを目的とする。

（礼意の保持）

第二条　警察官は、死体の取扱いに当たっては、礼意を失わないように注意しなければならない。

（遺族等への配慮）

第三条　警察官は、死体の取扱いに当たっては、遺族等の心身の状況、その置かれている環境等について適切な配慮をしなければならない。

（死体発見時の調査等）

第四条　警察官は、その職務に関して、死体を発見し、又は発見した旨の通報を受けた場合には、速やかに当該死体を取り扱うことが適当と認められる警察署の警察署長にその旨を報告しなければならない。

2　警察署長は、前項の規定による報告又は死体に関する法令に基づく届出に係る死体（犯罪行為により死亡したと認められる死体又は変死体（変死者又は変死の疑いがある死体をいう。次条第三項において同じ。）を除く。次項において同じ。）について、その死因及び身元を明らかにするため、外表の調査、死体の発見された場所の調査、関係者に対する質問等の必要な調査をしなければならない。

3　警察署長は、前項の規定による調査を実施するに当たっては、医師又は歯科医師に対し、立会い、死体の歯牙の調査その他必要な協力を求めることができる。

（検査）

第五条　警察署長は、前条第一項の規定による報告又は死体に関する法令に基づく届出に係る死体（犯罪捜査の手続が行われる死体を除く。以下「取扱死体」という。）について、その死因を明らかにするために体内の状況を調査する必要があると認めるときは、その必要な限度において、体内から体液を採取して行う出血状況の確認、体液又は尿を採取して行う薬物又は毒物に係る検査、死亡時画像診断（磁気共鳴画像診断装置その他の画像による診断を行うための装置を用いて、死体の内部を撮影して死亡の原因を診断することをいう。第十三条において同じ。）その他の政令で定める検査を実施することができる。

2　前項の規定による検査は、医師に行わせるものとする。ただし、専門的知識及び技能

を要しない検査であって政令で定めるものについては、警察官に行わせることができる。

3　第一項の場合において、取扱死体が変死体であるときは、刑事訴訟法（昭和二十三年法律第百三十一号）第二百二十九条の規定による検視があった後でなければ、同項の規定による検査を実施することができない。

（解剖）

第六条　警察署長は、取扱死体について、第三項に規定する法人又は機関に所属する医師その他法医学に関する専門的な知識経験を有する者の意見を聴き、死因を明らかにするため特に必要があると認めるときは、解剖を実施することができる。この場合において、当該解剖は、医師に行わせるものとする。

2　警察署長は、前項の規定により解剖を実施するに当たっては、あらかじめ、遺族に対して解剖が必要である旨を説明しなければならない。ただし、遺族がないとき、遺族の所在が不明であるとき又は遺族への説明を終えてから解剖するのではその目的がほとんど達せられないことが明らかであるときは、この限りでない。

3　警察署長は、国立大学法人法（平成十五年法律第百十二号）第二条第一項に規定する国立大学法人、地方独立行政法人法（平成十五年法律第百十八号）第六十八条第一項に規定する公立大学法人、私立学校法（昭和二十四年法律第二百七十号）第三条に規定する学校法人その他の法人又は国若しくは地方公共団体の機関であって、国家公安委員会が厚生労働大臣と協議して定める基準に該当すると都道府県公安委員会が認めたものに、第一項の規定による解剖の実施を委託することができる。

4　前条第三項の規定は、第一項の規定により解剖を実施する場合について準用する。

（守秘義務等）

第七条　前条第三項の規定により解剖の実施の委託を受けた法人又は機関の役員若しくは職員又はこれらの職にあった者であって、当該解剖の実施に関する事務に従事したものは、当該事務に関して知り得た秘密を漏らしてはならない。

2　前項の規定は、同項に規定する者が、同項に規定する事務によって得られた医学的知見を公衆衛生の向上又は医学の教育若しくは研究のために活用することを妨げるものではない。

（身元を明らかにするための措置）

第八条　警察署長は、取扱死体について、その身元を明らかにするため必要があると認めるときは、その必要な限度において、血液、歯牙、骨等の当該取扱死体の組織の一部を採取し、又は当該取扱死体から人の体内に植え込む方法で用いられる医療機器を摘出するために当該取扱死体を切開することができる。

2　前項の規定による身元を明らかにするための措置は、医師又は歯科医師に行わせるものとする。ただし、血液の採取、爪の切除その他組織の採取の程度が軽微な措置であって政令で定めるものについては、警察官に行わせることができる。

3　第五条第三項の規定は、第一項の規定による身元を明らかにするための措置について

準用する。

（関係行政機関への通報）

第九条　警察署長は、第四条第二項、第五条第一項又は第六条第一項の規定による措置の結果明らかになった死因が、その後同種の被害を発生させるおそれのあるものである場合において、必要があると認めるときは、その旨を関係行政機関に通報するものとする。

（死体の引渡し）

第十条　警察署長は、死因を明らかにするために必要な措置がとられた取扱死体について、その身元が明らかになったときは、速やかに、遺族その他当該取扱死体を引き渡すことが適当と認められる者に対し、その死因その他参考となるべき事項の説明を行うとともに、着衣及び所持品と共に当該取扱死体を引き渡さなければならない。ただし、当該者に引き渡すことができないときは、死亡地の市町村長（特別区の区長を含む。次項において同じ。）に引き渡すものとする。

2　警察署長は、死因を明らかにするために必要な措置がとられた取扱死体について、その身元を明らかにすることができないと認めるときは、遅滞なく、着衣及び所持品と共に当該取扱死体をその所在地の市町村長に引き渡すものとする。

（国家公安委員会規則への委任）

第十一条　第二条から前条までに定めるもののほか、警察が取り扱う死体の死因又は身元を明らかにするための措置に関し必要な事項は、国家公安委員会規則で定める。

（準用）

第十二条　第二条から前条までの規定は、海上保安庁が死体を取り扱う場合について準用する。この場合において、これらの規定中「警察官」とあるのは「海上保安官又は海上保安官補」と、第四条第一項中「警察署の警察署長」とあるのは「海上保安部長等（政令で定める管区海上保安本部の事務所の長をいう。以下同じ。）」と、同条第二項及び第三項、第五条第一項、第六条第一項から第三項まで、第八条第一項、第九条並びに第十条中「警察署長」とあるのは「海上保安部長等」と、前条中「警察」とあるのは「海上保安庁」と、「国家公安委員会規則」とあるのは「国土交通省令」と読み替えるほか、必要な技術的読替えは、政令で定める。

（人材の育成等）

第十三条　政府は、警察等が取り扱う死体の死因又は身元を明らかにするための措置が正確かつ適切に遂行されるよう、当該措置に係る業務に従事する警察官、海上保安官、海上保安官補、医師、歯科医師等の人材の育成及び資質の向上、大学における法医学に係る教育及び研究の充実、死体の検案及び解剖並びに死体の科学調査（死因又は身元を明らかにするため死体に対して行う薬物及び毒物に係る検査、死亡時画像診断、遺伝子構造の検査、歯牙の調査その他の科学的な調査をいう。）の実施体制の充実その他必要な体制の整備を図るものとする。

（財政上の措置）

第十四条　政府は、警察等が取り扱う死体の死因又は身元を明らかにするための措置が円滑に実施されるようにするため、必要な財政上の措置を講ずるよう努めるものとする。

（罰則）

第十五条　第七条第一項（第十二条において準用する場合を含む。）の規定に違反した者は、一年以下の懲役又は五十万円以下の罰金に処する。

　　　　附　則　抄

（施行期日）

第一条　この法律は、平成二十五年四月一日から施行する。

7 医師法（昭和23年法律第201号）（抄）

第十九条　診療に従事する医師は、診察治療の求があつた場合には、正当な事由がなければ、これを拒んではならない。
2　診察若しくは検案をし、又は出産に立ち会つた医師は、診断書若しくは検案書又は出生証明書若しくは死産証書の交付の求があつた場合には、正当の事由がなければ、これを拒んではならない。

第二十条　医師は、自ら診察しないで治療をし、若しくは診断書若しくは処方せんを交付し、自ら出産に立ち会わないで出生証明書若しくは死産証書を交付し、又は自ら検案をしないで検案書を交付してはならない。但し、診療中の患者が受診後二十四時間以内に死亡した場合に交付する死亡診断書については、この限りでない。

第二十一条　医師は、死体又は妊娠四月以上の死産児を検案して異状があると認めたときは、二十四時間以内に所轄警察署に届け出なければならない。

8　死因究明等の推進に関する業務の基本方針について（令和２年３月31日閣議決定）

　死因究明等推進基本法（令和元年法律第33号）の成立を踏まえ、これまで内閣府において担当していた死因究明等（死因究明及び身元確認）の推進に関する業務を厚生労働省に移管し、今後、厚生労働省において死因究明等の推進に関する企画及び立案並びに総合調整の業務を行うこととし、同省において本業務に取り組むに当たり、内閣法（昭和22年法律第５号）第12条第２項第２号に規定する基本的な方針として本基本方針を定める。

1．基本的な方針

　死因究明等については、生命の尊重と個人の尊厳の保持、紛争の未然防止、国民生活の安定及び公共の秩序の維持等に資するものであり、また、公衆衛生の向上及び増進、災害、事故等の被害の拡大の防止等の観点からも、その推進が図られることが極めて重要である。

　死因究明等の推進については、死因究明等推進計画（平成26年６月13日閣議決定）等に基づき、これまでも関係府省庁の協力の下、政府全体として取り組んできたところであるが、令和元年６月に死因究明等推進基本法が成立し、関係閣僚及び有識者により構成される死因究明等推進本部が厚生労働省に置かれることとされ、同本部において、死因究明等推進計画の案の作成、必要な関係行政機関相互の調整などの事務を実施することとされたところである。これを踏まえ、同法の施行（令和２年４月１日）以降は、厚生労働省において、死因究明等の推進に関する企画及び立案並びに総合調整を行うこととし、関係府省庁の緊密な連携、協力の下、政府全体で死因究明等の推進に関する業務に効果的かつ効率的に取り組むこととする。

2．1．に基づき行う事務の内容と関係府省庁

　1．の基本的な方針に基づき、関係府省庁においては、以下のとおり事務を分担し、相互に緊密な連携を取りつつ、一体的かつ効率的に死因究明等の推進に取り組むものとする。

（1）　厚生労働省は、関係府省庁間の必要な調整等を行うため、厚生労働省設置法（平成11年法律第97号）第４条第３項に基づき死因究明等の推進に関して行政各部の施策の統一を図るために必要となる企画及び立案並びに総合調整（以下「総合調整等」という。）を行うとともに、関連する所掌事務に当たることとする。

（2）　厚生労働省以外の関係府省庁は、（1）の総合調整等に係る事務の実施に際し、情報又は知見の提供その他の必要な協力を行うとともに、死因究明等の推進に関連する所掌事務に当たることとする。

3．既往の閣議決定の廃止

　「当面の死因究明等施策の推進について」（平成26年９月16日閣議決定）は、廃止する。

9 死因究明等推進本部令（令和2年政令第72号）

　内閣は、死因究明等推進基本法（令和元年法律第三十三号）第二十九条の規定に基づき、この政令を制定する。

　（死因究明等推進本部長）

第一条　死因究明等推進本部長は、死因究明等推進本部（以下「本部」という。）の事務を総括する。

　（国務大臣以外の本部員の任期等）

第二条　死因究明等推進本部員（以下この条において「本部員」という。）のうち、死因究明等推進基本法第二十三条第二項第二号の本部員の任期は、二年とする。ただし、補欠の本部員の任期は、前任者の残任期間とする。

2　前項の本部員は、再任されることができる。

　（専門委員）

第三条　本部の専門委員（次項において「専門委員」という。）は、非常勤とする。

2　専門委員は、その者の任命に係る当該専門の事項に関する調査が終了したときは、解任されるものとする。

　（事務局の組織）

第四条　本部の事務局に、参事官一人（関係のある他の職を占める者をもって充てられるものとする。）を置く。

2　参事官は、命を受けて局務に関する重要事項の調査審議に参画する。

3　前二項に定めるもののほか、本部の事務局の内部組織の細目は、厚生労働省令で定める。

　（本部の運営）

第五条　この政令に定めるもののほか、本部の運営に関し必要な事項は、死因究明等推進本部長が本部に諮って定める。

　　　附　則　抄

　（施行期日）

1　この政令は、令和二年四月一日から施行する。

10 死因究明等推進本部事務局組織規則（令和2年厚生労働省令第53号）

1　死因究明等推進本部の事務局に、企画官一人（関係のある他の職を占める者をもって充てられるものとする。）を置く。

2　企画官は、命を受けて、局務のうち特定事項の調査、企画及び立案を行う。

　　　附　則

この省令は、令和二年四月一日から施行する。

11　死因究明等推進本部運営規則（令和2年6月25日死因究明等推進本部決定）

（本部の運営）

第一条　死因究明等推進本部（以下「本部」という。）の運営に関しては、法令に定めるもののほか、この運営規則の規定するところによる。

（開催）

第二条　本部は、死因究明等推進本部長（以下「本部長」という。）が招集する。

2　本部長は、本部を招集しようとするときは、本部の日時、場所及び審議事項をあらかじめ死因究明等推進本部員（以下「本部員」という。）に通知しなければならない。

（本部員の欠席）

第三条　本部を欠席する本部員は、代理人を本部に出席させ、又は他の本部員に議決権の行使を委任することはできない。ただし、国務大臣である本部員が欠席する場合は、本部長の了解を得て、副大臣を代理人として出席させることができる。この場合にあっては、当該副大臣に議決権を行使させることはできない。

2　本部を欠席する本部員は、本部長を通じて、当該本部に付議される事項につき、書面により意見を提出することができる。

（議事）

第四条　本部は、本部長が出席し、かつ、本部員の過半数が出席しなければ、本部を開き、議決することはできない。

2　議事を決するに当たり、本部長は出席本部員全員の同意を得るよう努めなければならない。

3　前項の規定にかかわらず、全員の同意を得られない場合には、本部長が本部の議論を踏まえた上で、議事を決する。

（専門委員等の出席）

第五条　本部長は、必要があると認めるときは、専門委員その他の者の出席を求めることができる。

（審議の内容等の公表）

第六条　本部長又は本部長の指名する者は、本部の終了後、遅滞なく、当該本部における審議の内容等を、適当と認める方法により、公表する。

（議事要旨）

第七条　本部長又は本部長の指名する者は、本部の終了後、速やかに、当該本部の議事要旨を作成し、これを公表する。

（議事録）

第八条　本部長は、本部の終了後、当該本部の議事録を作成し、本部に諮った上で、これを公表する。

2　前項の規定にかかわらず、議事録が、行政機関の保有する情報の公開に関する法律（平

成 11 年法律第 42 号）第 5 条各号に掲げる情報のいずれかを含む場合は、本部長は、本部に諮った上で、議事録の全部又は一部を非公表とすることができる。

（雑則）

第九条　この規則に定めるもののほか、本部に関し必要な事項は、本部長が定める。

12 死因究明等推進計画の案の作成方針について（令和2年6月25日死因究明等 推進本部決定）

1．死因究明等推進本部（以下「本部」という。）は、令和3年4月を目途に、死因究明
等推進基本法（令和元年法律第33号。以下「法」という。）第19条に基づく死因究明
等に関する施策に関する推進計画（以下「死因究明等推進計画」という。）の案の作成
を行う。

2．死因究明等推進計画の案は、法第10条から第18条までに掲げられた基本的施策（下
記の注を参照）を中心に、死因究明等に関する施策の総合的かつ計画的な推進を図るた
めに必要な措置を定めるものとする。

3．死因究明等推進計画の案の作成に資するため、死因究明等推進本部長が指名する本部
員及び専門委員により構成される検討会を開催するとともに、厚生労働省において、国
民の意見を幅広く聴取する。

（注）法第10条から第18条までに掲げられた基本的施策

○ 死因究明等に係る人材の育成等（第10条）
○ 死因究明等に関する教育及び研究の拠点の整備（第11条）
○ 死因究明等を行う専門的な機関の全国的な整備（第12条）
○ 警察等における死因究明等の実施体制の充実（第13条）
○ 死体の検案及び解剖等の実施体制の充実（第14条）
○ 死因究明のための死体の科学調査の活用（第15条）
○ 身元確認のための死体の科学調査の充実及び身元確認に係るデータベースの整備
（第16条）
○ 死因究明により得られた情報の活用及び遺族等に対する説明の促進（第17条）
○ 情報の適切な管理（第18条）

13 死因究明等推進計画検討会の開催について（令和2年6月25日死因究明等推進本部決定）

1．趣旨

　　「死因究明等推進計画の案の作成方針について」（令和2年6月25日死因究明等推進本部決定）に基づき、死因究明等推進計画の案の作成に資するため、死因究明等推進計画検討会（以下「検討会」という。）を開催する。

2．招集

　　検討会は、死因究明等推進本部長（以下「本部長」という。）が招集する。

3．検討会の座長

　　検討会の座長は、検討会を主宰する者として、本部長が指名する。

4．関係者の出席

　　検討会は、必要に応じ、関係行政機関の職員その他の者の出席を求めることができる。

5．庶務

　　検討会の庶務は、厚生労働省死因究明等推進本部事務局において処理する。

6．その他

　　この決定に定めるもののほか、検討会に関し必要な事項は、本部長が定める。

14　死因究明等推進計画検討会運営細則（令和2年7月28日死因究明等推進本部長決定）

（座長の代理）

第一条　座長が死因究明等推進計画検討会（以下「検討会」という。）に出席できない場合は、あらかじめ座長の指名する構成員が、その職務を代理する。

（構成員の欠席）

第二条　検討会を欠席する構成員は、代理人を検討会に出席させることはできない。

2　検討会を欠席する構成員は、座長を通じて、当該検討会に付議される事項につき、書面により意見を提出することができる。

（議事）

第三条　検討会は、構成員の過半数が出席しなければ、これを開くことができない。

（審議の公開）

第四条　検討会は原則として公開する。ただし、座長は、公開することにより公平かつ中立な審議に著しい支障を及ぼすおそれがあると認めるときその他正当な理由があると認めるときは、会議を非公開とすることができる。

2　座長は、検討会における秩序の維持のため、傍聴人の退場を命ずるなど必要な措置をとることができる。

（議事録）

第五条　座長は、検討会の終了後、当該検討会の議事録を作成し、検討会に諮った上で、これを公表する。

2　前項の規定にかかわらず、議事録が、行政機関の保有する情報の公開に関する法律（平成11年法律第42号）第5条各号に掲げる情報のいずれかを含む場合は、座長は、検討会に諮った上で、議事録の全部又は一部を非公表とすることができる。

15 死因究明等推進計画（令和3年6月1日閣議決定）

はじめに

　死因究明及び身元確認（以下「死因究明等」という。）は、国民が安全で安心して暮らせる社会及び生命が尊重され個人の尊厳が保持される社会の実現に寄与するものであり、高い公益性を有するものである。近年の高齢化の進展に伴う死亡数の増加や新型コロナウイルス感染症を始めとする新興感染症の脅威、大規模災害の発生リスク等に鑑み、死因究明等とその体制強化の重要性はますます高まっている。

　死因究明等に関する施策については、犯罪死の見逃しの問題等を背景に平成24年に成立した死因究明等の推進に関する法律（平成24年法律第33号。2年間の時限立法。以下「旧法」という。）に基づき、平成26年に死因究明等推進計画（以下「旧計画」という。）が閣議決定され、これまで、関係府省庁は旧法及び旧計画に基づき、各種施策を進めてきた。これにより、公衆衛生の向上・増進等を目的とした解剖や死亡時画像診断に対する補助制度の確立、都道府県警察の検視官の現場臨場率の向上、大学における死因究明等に係る教育及び研究拠点の整備等、一定の成果を挙げてきた。

　しかし、一方で、未だ地方公共団体における死因究明等推進地方協議会の設置が41都道府県にとどまるなど、死因究明等の重要性が必ずしも十分に認識されておらず、十分な対応につながっていない状況にあり、その実施に係る人材及び体制の充実強化は喫緊の課題となっている。

　こうした中、令和元年6月に死因究明等推進基本法（令和元年法律第33号。以下「法」という。）が成立し、令和2年4月1日に施行された。法は、公衆衛生の向上をその目的の根底として位置付け、厚生労働省に死因究明等推進本部を置き、同本部が中心となり死因究明等に関する施策を推進することを定めている。また、死因究明等に関する施策に関し、基本理念を定め、国及び地方公共団体の責務を明らかにし、施策の基本となる事項を定めるとともに、死因究明等に関する施策に関する推進計画（以下「本計画」という。）の策定について定めている。

　本計画は、法において定めるものとされた死因究明等の到達すべき水準、死因究明等の施策に関する大綱その他の基本的な事項、死因究明等に関し講ずべき施策等について定めたものであり、国は、本計画に基づき、死因究明等に関する施策の総合的かつ計画的な推進を図ることとする。

1　現状と課題
(1) 現状
　我が国における年間死亡数は、人口の高齢化を反映して増加傾向にあり、平成15年に100万人を超え（死亡率8.0（人口千対））、令和元年には138万1093人（同11.2）となっている。今後も年間の死亡数は増加傾向を示すことが予想されており、国立社会保

障・人口問題研究所の推計によれば、最も年間死亡数が多いと見込まれる 2040 年には約 168 万人（同 15.7）となることが予想されている。

　また、警察における死体取扱状況については、令和 2 年は 16 万 9496 体 となっている。この 10 年程度は概ね同水準で推移しているが、今後我が国の年間死亡数の高まりとともに、増加していく可能性がある。死亡場所に関して、近年は、在宅死を始め、医療機関以外の場所における死亡が若干の増加傾向に転じており、社会の変化すなわち家族や生活の有り様を反映した傾向の変化を注視する必要がある。

　これらの死亡の死因究明等を行う体制については、地域によって差異がある。

　各都道府県において解剖等を担う大学の法医学教室の人員数については、令和 2 年 5 月 1 日現在 5 名以下の人員となっている県が 21 県あり、そのうち常勤の医師が 1 人のみである県が 14 県あるなど、人材の不足が顕著に見受けられる。

　警察があらかじめ検視等の立会いの協力を依頼している医師は令和 2 年 4 月 1 日現在 4,268 人となっている。また、歯科所見による身元確認において中核的な役割を担う歯科医師との協力関係を構築しておくことも重要であるところ、警察が事前に協力等を依頼している歯科医師は令和 2 年 4 月 1 日現在 9,963 人となっている。ただし、それらの人数や選任・任命方法、補償の在り方は、都道府県によって様々な形が取られている。

　さらに、死因究明結果の活用についても、監察医解剖が行われている都府県では、監察医施設を中核として衛生行政の一環として死因究明を行った結果の分析や考察が公表されているが、それ以外の地域においては、こうした公衆衛生的観点からの分析等がほとんど行われていないという状況にある。

　こうした状況の中、法において、各地方公共団体は、死因究明等に係る施策の推進、検証・評価を行うため、死因究明等推進地方協議会を設けるよう努めることが規定されているが、現時点において当該地方協議会が設置されているのは、前述のとおり 41 都道府県にとどまっており、設置済みの都道府県においても、予算・体制等について悩みや苦労を抱えているなどの課題が生じている。

（2）課題

　上述のとおり、年間の死亡数の増加、とりわけ在宅死の増加により死体検案体制への負荷が増大することが見込まれるとともに、例年自然災害が繰り返し発生し、大規模災害も予見され、さらに、新型コロナウイルス感染症を始めとする新興感染症の脅威も存在している。しかしながら、我が国では未だ死因究明等の重要性が十分に認識され、充実した体制が取られているとは言い難い。その実施に係る人材の確保や体制整備は喫緊の課題である。

　人材育成等の面においては、医師等による死体の解剖が死因究明を行うための方法として最も有効な方法であるところ、解剖を担う大学の法医学者を始めとした法医学教室の人員、検案を担う医師等の人材確保が急務となっている。とりわけ、都道府県内の解

剖を一手に引き受ける大学の法医学教室について、常勤の医師が1名のみとなっている状況が見受けられるなど、その体制の脆弱性が課題となっている。検案を行う医師についても、高齢化や人員不足に悩まされている地方公共団体も少なくない。こうした死因究明等を担う人材を確保していくためには、死因究明等の公益性・重要性を社会全体で共有するとともに、法医学者や死体検案を行う医師等の適切な処遇の確保を推進することも重要である。

　また、死因究明等が適切に実施されるためには、人員の確保とともにその資質の向上も必要であり、死体検案等に関する研修の充実や、大学の医学教育・歯学教育・薬学教育における死因究明等に関する内容の充実が求められる。

　さらに、我が国の死因究明等の質の向上及び体制強化を図るためには、これらを支える大学の教育・研究体制を充実することが不可欠である。このため、大学間や学部間の連携を強化し、死因究明に関する教育・研究拠点の整備・拡大を図っていくことも重要な課題である。

　各地域の体制面については、その実情に応じて、死因究明等の人材が確保され、専門的機能を有する体制が整備されるよう、各地方公共団体において必要な施策が形成されることが求められる。そのためには、死因究明等推進地方協議会における議論を活性化することにより、域内の関係者が課題を共有し、それに基づき適切に対応方策を立案することができる素地を作る必要がある。

　また、地震・津波・洪水等の大規模災害が発生した際には、死体検案、身元確認のために、多大な人員を動員することとなるが、そのような状況はいつ、どこにおいても起こり得るものである。各都道府県は、このような非常時に対応できるよう、あらかじめ、各都道府県の医師会や歯科医師会等と連携し、医師、歯科医師等の人員体制を整備しておくことが重要である。このような連携体制の構築は、非常時に限らず通常の死因究明等においても意義があるものであり、死因究明等推進地方協議会において議論を深めておくことに加え、各地域を管轄する警察、保健所、各郡市の医師会、歯科医師会等の実務を担う関係者が日頃から顔が見える関係性を築いておくことも、地域の死因究明等の効果的な運用につながるものである。

　死因究明において、医師によって解剖・検査等が必要と判断された場合には、その適切な実施体制が構築される必要がある。現状では、監察医制度を持つ地方公共団体に比べて、当該制度を持たない地方公共団体において公衆衛生の向上・増進等を目的とした解剖・検査等が少ない傾向が見られ、得られた知見を社会に還元する機能に乏しいといえること等から、地域における死因究明体制の実態を把握し、必要な解剖・検査等が行われる体制構築を推進することが必要である。

　また、死因究明等の成果が、死者及びその遺族等の権利利益の擁護に資するとともに、公衆衛生の向上・増進等のために活用され、災害・事故・犯罪・虐待等における被害の拡大防止や、予防可能な死亡の再発防止等にも寄与するよう、関係法令との整合性を図

りつつ、死体検案の結果や解剖結果、歯科診療情報等のデータベース化を進め、広く活用できるようにすることが重要である。その際、データが効果的・効率的に活用されるよう、死亡に関する統計や死亡診断書（死体検案書）の様式、その電子的提出等の在り方についても、検討を進める必要がある。

2　死因究明等の到達すべき水準と基本的な考え方

(1) 死因究明等の到達すべき水準

死因究明等の推進は、安全で安心して暮らせる社会及び生命が尊重され個人の尊厳が保持される社会を実現することを目的とし、死因究明等が地域にかかわらず等しく適切に行われるよう、以下に示す水準を目指して行われるものとする。

ⅰ）死因究明等が、政府及び地方公共団体を始めとする社会全体において、重要な公益性を有するものとして認識され、位置付けられること。

ⅱ）必要と判断された死因究明等が、死者及びその遺族等の権利利益を踏まえつつ、資源の不足等を理由とすることなく、実現される体制が整備されること。

ⅲ）全ての死因究明等が、専門的科学的知見に基づいて、客観的かつ中立公正に、適切に実施されること。

ⅳ）死因究明の成果が、死者及びその遺族等の権利利益の擁護に資するとともに、疾病の予防・治療を始めとする公衆衛生の向上・増進に資する情報として広く活用され、災害・事故・犯罪・虐待等における被害の拡大防止、予防可能な死亡の再発防止等にも寄与すること。

なお、今後、我が国の死因究明等の状況について一定の指標により実態把握を行い、これらの到達すべき水準を満たすために必要な人材確保、体制整備等についてより明確化することを目指す。

(2) 死因究明等の施策の基本的な考え方

死因究明等に関する施策については、国及び地方公共団体が、法の基本理念にのっとり、到達すべき水準を目指して、法第10条から第18条までに掲げられた基本的施策の下に具体的な施策を策定し、実施することを基本とする。

国は、「3　死因究明等に関し講ずべき施策」に記載された具体的な施策を実施する責務を有する。

地方公共団体は、「3　死因究明等に関し講ずべき施策」に記載された国の施策等を踏まえ、国との適切な役割分担を踏まえて、その地域の状況に応じた施策を策定し、実施する責務を有する。また、当該施策の実施を推進し、実施状況を検証・評価するための死因究明等推進地方協議会を設けるよう努めるものとする。

なお、ここでいう地方公共団体とは、原則として都道府県を指すが、監察医制度や政令指定都市、中核市の有無等の地域の実情に応じて、市区町村単位で施策の推進や啓発

を行う体制を構築すること、都道府県境を超えたより広域で連携を行うことも考えられる。

　大学は、法の基本理念にのっとり、「3　死因究明等に関し講ずべき施策」に記載された国の施策等を踏まえ、大学における死因究明等に関する人材の育成及び研究を自主的かつ積極的に行うよう努めるものとする。

　国、地方公共団体及び大学のみならず、医療機関、関係団体、医師、歯科医師その他の死因究明等に関係する者は、「3　死因究明等に関し講ずべき施策」に記載された国の施策及び地方公共団体の施策が円滑に実施されるよう、相互に連携を図りながら協力することが求められる。

　「3　死因究明等に関し講ずべき施策」に記載された施策の対象期間は、特に達成時期についての具体的な記載がある場合を除き、本計画策定後3年程度を目安とする。

3　死因究明等に関し講ずべき施策
(1)　死因究明等に係る人材の育成等（法第10条）
（医師、歯科医師等の育成及び資質の向上）

○　文部科学省において、国公私立大学を通じて、死因究明等に係る教育拠点整備のための取組を支援しており、法医学・歯科法医学・法中毒学等の死因究明等に係る分野を志す者や新たに取組に参画する者を増加させ、その成果の普及を促すこと等を通じ、引き続き、取組の継続・拡大に努める。（文部科学省）　　　　　　　　　【施策番号1[注1]】

○　文部科学省において、医学・歯学・薬学教育モデル・コア・カリキュラムで策定された内容の大学への周知を行う際に、本計画等を踏まえた教育内容の充実を要請することにより、卒業時までに学生が身に付けておくべき実践的能力の定着を図る。（文部科学省）　　　　　　　　　　　　　　　　　　　　　　　　　　　　　【施策番号2】

○　厚生労働省において、日本医師会に委託して、検案する医師を対象とした専門的な死体検案研修会を実施しているところ、引き続き、厚生労働省、日本医師会、関係学会等が連携して研修内容を充実すること等により、検案に携わる医師の技術向上を図る。

　また、厚生労働省において、日本医師会に委託して、大規模災害時や在宅死を想定した基礎的な死体検案研修会を実施しているところ、引き続き、医療関係団体等を通じて広く医師に対して参加を働き掛けるとともに、医療現場の医師も活用できるようホームページ等を通じて教材を提供すること等により、全ての医師の基本的な検案能力の維持・向上を図る。

　これらの施策を通じて、警察等の検視・調査への立会い・検案をする医師について、

注1）　第2章に記載の各施策との対応関係を明らかにするために付したもの。

上記研修を受講した者の数を増加させる。（厚生労働省）　　　　　　【施策番号3】

○　厚生労働省において、引き続き、解剖や死亡時画像診断の結果を含む異状死死因究明支援事業等の成果を検証し、その結果を、検案する医師を対象とした専門的な死体検案研修等に反映すること等により、検案する医師の資質向上を図る。（厚生労働省）
【施策番号4】

○　警察において、都道府県医師会と都道府県警察による合同研修会等の積極的な開催に努めるとともに、検案する医師の資質・能力向上に資するために開催される死体検案研修等について、警察においても、警察の死体取扱業務の状況や取扱事例の紹介を行うなどの協力を進める。

　　また、海上保安庁において、引き続き、都道府県医師会及び都道府県警察と調整を行い、合同研修会等への参画機会の拡充を図る。（警察庁、海上保安庁）【施策番号5】

○　検案する医師が、死亡時画像診断や解剖等の結果と検案結果を比較することができるよう、警察等においては、警察等が取り扱う死体に係る解剖・検査等の結果について、捜査への影響等に留意しつつ、検案する医師に効果的かつ効率的に還元する。

　　また、死亡時画像を読影する医師が、解剖結果と読影結果を比較することができるよう、警察等においては、警察等が取り扱う死体に係る解剖等の結果について、捜査への影響等に留意しつつ、読影する医師に効果的かつ効率的に還元する。（警察庁、海上保安庁）
【施策番号6】

○　厚生労働省において、日本医師会に委託して、医師及び診療放射線技師を対象に、死亡時画像診断に関する研修会を実施しているところ、引き続き、日本医師会、関係学会等と連携して研修内容を更に充実させることにより、死亡時画像診断を行う者の資質向上を図る。まずは、当該研修会を受講した医師及び診療放射線技師の数を増加させる。（厚生労働省）　　　　　　【施策番号7】

○　厚生労働省において、引き続き、異状死死因究明支援事業で実施する小児死亡例に対する死亡時画像診断の情報や医療機関内の小児死亡例に対する死亡時画像診断の情報を日本医師会に委託してモデル的に収集・分析するほか、警察が実施する小児死亡例の死亡時画像診断に関しても警察庁等と連携を図り、死亡時画像診断の有用性や有効に行うための条件等を検証する。また、検証した結果に基づき、死亡時画像診断に関する研修用の資料を作成するほか、研修内容に反映させる。（厚生労働省）
【施策番号8】

○　死亡時画像を読影する医師及び撮影する診療放射線技師の資質の向上を図るため、各都道府県において開催される研修等について、警察においても、死亡時画像診断を実施した事例の紹介を行うなどの協力を進める。（警察庁）　　【施策番号9】

○　文部科学省において、日本医師会・日本歯科医師会と連携した医師・歯科医師に対する死因究明等に係る定期的な研修会の実施・協力について、各大学医学部・歯学部関係者が出席する会議等の場を活用し、要請する。（文部科学省）　　【施策番号10】

○　都道府県歯科医師会と都道府県警察との合同研修・訓練の実施に関する指針に基づき、警察において、都道府県歯科医師会と都道府県警察による合同研修会等の積極的な開催に努めるとともに、警察の身元確認業務の状況や取扱事例の紹介を行うなどの協力を進める。

　　また、海上保安庁において、引き続き、都道府県歯科医師会及び都道府県警察と調整を行い、合同研修会等への参画機会の拡充を図る。（警察庁、海上保安庁）

【施策番号 11】

○　文部科学省において、医学部・歯学部・薬学部における死因究明等に係るカリキュラム内容や教育方法等の事例について、各大学医学部・歯学部・薬学部の教育責任者等が参加する会議等の場を活用し、積極的に紹介する。（文部科学省）【施策番号 12】

○　文部科学省において、死因究明等を通じた公共の秩序の維持や公衆衛生の向上等の重要性について、法や本計画等を通じ、各大学医学部・歯学部・薬学部の教育責任者等が参加する会議等の場を活用し、周知を図る。（文部科学省）　　　　【施策番号 13】

（警察等の職員の育成及び資質の向上）

○　警察において、死体取扱業務に専従する検視官及び検視官補助者に対する研修のほか死体取扱業務に従事する全ての警察官に対し、各階級に応じた教養を実施しているところ、これらの教養がより効果的なものとなるよう、既存講義の見直しを含め、内容の充実を図る。（警察庁）　　　　　　　　　　　　　　　　　　【施策番号 14】

○　警察庁において、死体取扱業務に従事する警察官の知識・技能の向上を図るため、全国会議等における事例発表や効果的な執務資料の作成・配布等を通じて、各都道府県警察における好事例、効果的な取組等に関する情報の共有を図る。（警察庁）

【施策番号 15】

○　海上保安庁において、法医学教室等に職員を派遣して行っている研修を継続し、死体取扱業務に必要な専門的知識・技能を修得した職員の海上保安部署への配置の拡充を図る。（海上保安庁）　　　　　　　　　　　　　　　　　　　【施策番号 16】

○　海上保安庁において、検視等を担当する鑑識官及び死体取扱業務に従事する海上保安官の知識・技能の維持・向上のための研修を実施しているところ、引き続き、その内容の充実を図る。（海上保安庁）　　　　　　　　　　　　　　　【施策番号 17】

○　警察において、都道府県医師会と都道府県警察による合同研修会等の積極的な開催に努めるとともに、検案する医師の資質・能力向上に資するために開催される死体検案研修等について、警察においても、警察の死体取扱業務の状況や取扱事例の紹介を行うなどの協力を進める。

　　また、海上保安庁において、引き続き、都道府県医師会及び都道府県警察と調整を行い、合同研修会等への参画機会の拡充を図る。（警察庁、海上保安庁）（再掲）

【施策番号 18】

○ 都道府県歯科医師会と都道府県警察との合同研修・訓練の実施に関する指針に基づき、警察において、都道府県歯科医師会と都道府県警察による合同研修会等の積極的な開催に努めるとともに、警察の身元確認業務の状況や取扱事例の紹介を行うなどの協力を進める。

また、海上保安庁において、引き続き、都道府県歯科医師会及び都道府県警察と調整を行い、合同研修会等への参画機会の拡充を図る。（警察庁、海上保安庁）（再掲）

【施策番号 19】

(2) 死因究明等に関する教育及び研究の拠点の整備（法第 11 条）

○ 文部科学省において、国公私立大学を通じて、死因究明等に係る教育及び研究の拠点整備のための取組を支援しており、法医学・歯科法医学・法中毒学等の死因究明等に係る人材養成と研究を推進する拠点を整備し、その成果の普及を促すこと等を通じ、引き続き、取組の継続・拡大に努める。（文部科学省）　　　　　　　　　【施策番号 20】

(3) 死因究明等を行う専門的な機関の全国的な整備（法第 12 条）

○ 厚生労働省において、各地域において必要な死因究明等が円滑に実施され、その結果が公衆衛生の向上・増進等に活用される体制が構築されるよう、地方公共団体に対し、死体検案、解剖、死亡時画像診断、薬毒物・感染症等の検査、身元確認等に係る専門的機能を有する体制の整備を求める。

なお、このような体制整備の前提として、解剖等を担う法医学者等の人材が不足している地方公共団体にあっては、地域の死因究明等に係る関係者で協議し、人材確保策を検討することが必要である。例えば、都道府県医師会と協議して検案体制を整えることや、地域医療対策協議会において地域枠医師等の活用についての検討を行うこと等も考えられる。（厚生労働省）　　　　　　　　　　　　　　　　【施策番号 21】

○ 厚生労働省において、死因究明等推進地方協議会における議論を活性化し、必要な施策形成を促進するため、各地方公共団体の取組の指針となるマニュアルを令和 3 年度中に策定する。また、当該マニュアルを通じて、地方公共団体毎の死因究明等の施策に関する計画の策定を求め、地域の状況に応じた実効性のある施策の実施とその検証・評価、改善のサイクルの形成を促す。（厚生労働省）　　　　　　　【施策番号 22】

○ 厚生労働省において、死因究明等に関する各地方公共団体の実態を把握し、今後、国及び地方公共団体が施策に関する定量的な目標設定を行うための基礎的なデータを得るため、令和 3 年度から定期的に、関係省庁の協力を得ながら、地方公共団体の負担を考慮しつつ、施策の実施体制や実績等に関する横断的な実態調査を行う。（厚生労働省）　　　　　　　　　　　　　　　　　　　　　　　　【施策番号 23】

○ 厚生労働省において、各地域において必要な死因究明等が円滑に実施され、その結果が公衆衛生の向上・増進等に活用される体制が構築されるよう、地方公共団体に対

し、死体検案、解剖、死亡時画像診断、薬毒物・感染症等の検査、身元確認等に係る専門的機能を有する体制整備に必要な協力を行う。（厚生労働省）　　　【施策番号24】

○　厚生労働省において、地方公共団体に対し、死因究明等推進地方協議会を設置した上で、その地域の状況に応じて、死因究明等に関する施策の検討を行うとともに、当該施策の実施を推進し、その実施の状況を検証し、及び評価することを求める。（厚生労働省）　　　【施策番号25】

○　関係省庁において、地方公共団体を始めとした地方における関係機関・団体に対し、死因究明等推進地方協議会の設置・活用に向けて協力するようそれぞれ指示し、又は求める。（厚生労働省、警察庁、総務省、法務省、文部科学省、海上保安庁）
【施策番号26】

○　関係省庁において、大規模災害の発生等に備えた各地域における検案体制の構築を推進するため、日本医師会による、警察等の検視・調査への立会い、検案をする医師のネットワーク強化に関し、研修に係る人材派遣や技能向上に必要な情報の還元等を始めとした必要な協力を行う。（厚生労働省、警察庁、文部科学省、海上保安庁）
【施策番号27】

○　関係省庁において、大規模災害の発生等に備えた各地域における身元確認体制の構築を推進するため、日本歯科医師会による、歯科所見による身元確認を行う歯科医師の体制整備に関し、研修に係る人材派遣や技能向上に必要な情報の還元等を始めとした必要な協力を行う。（厚生労働省、警察庁、文部科学省、海上保安庁）【施策番号28】

(4) 警察等における死因究明等の実施体制の充実（法第13条）

○　今後見込まれる死亡数の増加に対応すべく、警察庁において、一層効果的かつ効率的な検視官の運用について検討するとともに、検視官が現場に臨場することができない場合であっても、現場の映像等を送信し、検視官が死体や現場の状況をリアルタイムに確認することができる映像伝送装置の整備・活用に努める。（警察庁）
【施策番号29】

○　警察庁において、司法解剖及び警察等が取り扱う死体の死因又は身元の調査等に関する法律（平成24年法律第34号。以下「死因・身元調査法」という。）に基づく解剖の実施状況を踏まえるとともに、日本法医学会と調整しながら、同解剖の委託経費に関する必要な見直しを行う。（警察庁）　　　【施策番号30】

○　警察において、本格的な薬毒物定性検査を実施する必要がある場合に、必要な検査を迅速かつ的確に実施することができるよう、科学捜査研究所の体制整備を図る。また、必要に応じて法医学教室等の関係機関とも連携を図る。（警察庁）【施策番号31】

○　警察において、死因・身元調査法に基づく検査の適切な実施を推進するため、都道府県医師会、法医学教室等との連携強化を図る。また、必要な検査を確実に実施することができるよう、その実施体制の見直しを行う。（警察庁）　　　【施策番号32】

○　警察等において、死亡時画像診断の実施に協力を得られた病院との協力関係を強化・構築することにより、死亡時画像診断を実施する必要があると認められる場合に、確実な死亡時画像診断の実施を図る。（警察庁、海上保安庁）　　　　　　　　　【施策番号 33】

○　警察において、「身元不明死体情報」と「行方不明者情報」を対照するに当たって、DNA 型記録の照会及び歯科所見情報を含む身体特徴等の照会により身元確認に活用する「身元確認照会システム」を構築したところ、当該システムを適正かつ効果的に運用する。（警察庁）　　　　　　　　　　　　　　　　　　　　　　【施策番号 34】

○　警察において、身元不明死体の身元確認のために必要な DNA 型鑑定を適切に実施することができるよう鑑定体制の整備等を図る。また、必要に応じて法医学教室等の関係機関とも連携を図る。（警察庁）　　　　　　　　　　　　　　　　　【施策番号 35】

○　海上保安庁において、検視等を担当する鑑識官を引き続き整備し、検視等の実施体制の充実を図る。（海上保安庁）　　　　　　　　　　　　　　　　　　【施策番号 36】

○　海上保安庁において、法医学教室等に職員を派遣して行っている研修を継続し、死体取扱業務に必要な専門的知識・技能を修得した職員の海上保安部署への配置の拡充を図る。（海上保安庁）（再掲）　　　　　　　　　　　　　　　　　【施策番号 37】

○　海上保安庁において、引き続き、死体取扱業務に必要な資器材等の整備を図る。（海上保安庁）　　　　　　　　　　　　　　　　　　　　　　　　　　【施策番号 38】

○　海上保安庁において、死因・身元調査法に基づく検査を適切に実施するため、引き続き、都道府県医師会、法医学教室等との協力関係の強化・構築を図る。（海上保安庁）
　　　　　　　　　　　　　　　　　　　　　　　　　　　　　　　　　【施策番号 39】

○　海上保安庁において、身元不明死体に係る遺伝子構造の検査、歯牙の調査等を実施する必要があると認めるときは、それらを確実に実施できるよう、引き続き、都道府県警察、法医学教室、都道府県歯科医師会等との協力関係の強化・構築を図る。（海上保安庁）　　　　　　　　　　　　　　　　　　　　　　　　　　　　【施策番号 40】

(5)　死体の検案及び解剖等の実施体制の充実（法第 14 条）
（検案の実施体制の充実）

○　関係省庁において、大規模災害の発生等に備えた各地域における検案体制の構築を推進するため、日本医師会による、警察等の検視・調査への立会い、検案をする医師のネットワーク強化に関し、研修に係る人材派遣や技能向上に必要な情報の還元等を始めとした必要な協力を行う。（厚生労働省、警察庁、文部科学省、海上保安庁）（再掲）　　　　　　　　　　　　　　　　　　　　　　　　　　　　　【施策番号 41】

○　厚生労働省において、日本医師会に委託して、検案する医師を対象とした専門的な死体検案研修会を実施しているところ、引き続き、厚生労働省、日本医師会、関係学会等が連携して研修内容を充実すること等により、検案に携わる医師の技術向上を図る。

また、厚生労働省において、日本医師会に委託して、大規模災害時や在宅死を想定した基礎的な死体検案研修会を実施しているところ、引き続き、医療関係団体等を通じて広く医師に対して参加を働き掛けるとともに、医療現場の医師も活用できるようホームページ等を通じて教材を提供すること等により、全ての医師の基本的な検案能力の維持・向上を図る。

　これらの施策を通じて、警察等の検視・調査への立会い・検案をする医師について、上記研修を受講した者の数を増加させる。（厚生労働省）（再掲）　　　　　　【施策番号42】

○　厚生労働省において、引き続き、解剖や死亡時画像診断の結果を含む異状死死因究明支援事業等の成果を検証し、その結果を、検案する医師を対象とした専門的な死体検案研修等に反映すること等により、検案する医師の資質向上を図る。（厚生労働省）（再掲）　　　　　　　　　　　　　　　　　　　　　　　　　　　　　【施策番号43】

○　厚生労働省において、日本医師会に委託して、医師及び診療放射線技師を対象に、死亡時画像診断に関する研修会を実施しているところ、引き続き、日本医師会、関係学会等と連携して研修内容を更に充実させることにより、死亡時画像診断を行う者の資質向上を図る。まずは、当該研修会を受講した医師及び診療放射線技師の数を増加させる。（厚生労働省）（再掲）　　　　　　　　　　　　　　　　　【施策番号44】

○　厚生労働省において、各地域において必要な死因究明等が円滑に実施され、その結果が公衆衛生の向上・増進等に活用される体制が構築されるよう、地方公共団体に対し、死体検案、解剖、死亡時画像診断、薬毒物・感染症等の検査、身元確認等に係る専門的機能を有する体制整備に必要な協力を行う。（厚生労働省）（再掲）

【施策番号45】

○　厚生労働省において、引き続き、異状死死因究明支援事業で実施する小児死亡例に対する死亡時画像診断の情報や医療機関内の小児死亡例に対する死亡時画像診断の情報を日本医師会に委託してモデル的に収集・分析するほか、警察が実施する小児死亡例の死亡時画像診断に関しても警察庁等と連携を図り、死亡時画像診断の有用性や有効に行うための条件等を検証する。また、検証した結果に基づき、死亡時画像診断に関する研修用の資料を作成するほか、研修内容に反映させる。（厚生労働省）（再掲）

【施策番号46】

○　検案する医師が、死亡時画像診断や解剖等の結果と検案結果を比較することができるよう、警察等においては、警察等が取り扱う死体に係る解剖・検査等の結果について、捜査への影響等に留意しつつ、検案する医師に効果的かつ効率的に還元する。

　また、死亡時画像を読影する医師が、解剖結果と読影結果を比較することができるよう、警察等においては、警察等が取り扱う死体に係る解剖等の結果について、捜査への影響等に留意しつつ、読影する医師に効果的かつ効率的に還元する。（警察庁、海上保安庁）（再掲）　　　　　　　　　　　　　　　　　　　　　　　　　【施策番号47】

○　厚生労働省において、死体検案において疾病の予防・治療を始めとする公衆衛生の

向上及び増進のために必要と判断された解剖、死亡時画像診断、検査が的確に実施されるよう、引き続き、異状死死因究明支援事業により、報酬や備品等必要な費用を支援する。（厚生労働省）　　　　　　　　　　　　　　　　　　　　　　【施策番号48】

○　厚生労働省において、検案に際して行われる検査の費用や検案書発行料等の金額の基準や算定根拠の在り方について、引き続き研究を行うとともに、研究成果をとりまとめ、地方公共団体へ還元する。（厚生労働省）　　　　　　　　　　　【施策番号49】

○　厚生労働省において、死因等に関する情報を正確に把握し、効果的に施策に反映することができるよう、死亡診断書（死体検案書）の様式等について必要な見直しを行うとともに、死亡診断書（死体検案書）の電子的交付について、関係省庁と連携して検討を進め、実現可能な体制等の方向性を示す。（厚生労働省）　　【施策番号50】

○　厚生労働省において、死体検案が専門的科学的知見に基づき適正に実施されるよう、引き続き、死体検案に従事する一般臨床医等が、死因判定等について悩んだ際に法医学者に相談することができる体制を全国的に運用し、その普及啓発を図る。（厚生労働省）　　　　　　　　　　　　　　　　　　　　　　　　　　　【施策番号51】

○　文部科学省において、地方において実施する検案、解剖、薬毒物検査等の実施体制の充実に係る取組に関し、地方公共団体等からの要請に基づき、大学施設等の活用等を通じて協力するよう、各大学医学部・歯学部関係者が出席する会議等の場を活用し、要請する。（文部科学省）　　　　　　　　　　　　　　　　　　　【施策番号52】

（解剖等の実施体制の充実）
○　厚生労働省において、各地域において必要な死因究明等が円滑に実施され、その結果が公衆衛生の向上・増進等に活用される体制が構築されるよう、地方公共団体に対し、死体検案、解剖、死亡時画像診断、薬毒物・感染症等の検査、身元確認等に係る専門的機能を有する体制整備に必要な協力を行う。（厚生労働省）（再掲）　　　　　　　　　　　　　　　　　　　　　　　　　　　　　　　【施策番号53】

○　厚生労働省において、各地域における死因究明に関し中核的な役割を果たす医療機関、大学等について、感染症対策に対応した解剖、死亡時画像診断、薬毒物・感染症等の検査等を行うための施設・設備を整備する費用を支援する。（厚生労働省）　　　　　　　　　　　　　　　　　　　　　　　　　　　　　　　　【施策番号54】

○　厚生労働省において、死体検案において疾病の予防・治療を始めとする公衆衛生の向上及び増進のために必要と判断された解剖、死亡時画像診断、検査が的確に実施されるよう、引き続き、異状死死因究明支援事業により、報酬や備品等必要な費用を支援する。（厚生労働省）（再掲）　　　　　　　　　　　　　　　　　　　【施策番号55】

○　文部科学省において、地方において実施する検案、解剖、薬毒物検査等の実施体制の充実に係る取組に関し、地方公共団体等からの要請に基づき、大学施設等の活用等を通じて協力するよう、各大学医学部・歯学部関係者が出席する会議等の場を活用し、

要請する。（文部科学省）（再掲） 【施策番号56】

(6) 死因究明のための死体の科学調査の活用（法第15条）

（薬物及び毒物に係る検査の活用）

○　厚生労働省において、各地域において必要な死因究明等が円滑に実施され、その結果が公衆衛生の向上・増進等に活用される体制が構築されるよう、地方公共団体に対し、死体検案、解剖、死亡時画像診断、薬毒物・感染症等の検査、身元確認等に係る専門的機能を有する体制整備に必要な協力を行う。（厚生労働省）（再掲）

【施策番号57】

○　厚生労働省において、各地域における死因究明に関し中核的な役割を果たす医療機関、大学等について、感染症対策に対応した解剖、死亡時画像診断、薬毒物・感染症等の検査等を行うための施設・設備を整備する費用を支援する。（厚生労働省）（再掲）

【施策番号58】

○　厚生労働省において、死体検案において疾病の予防・治療を始めとする公衆衛生の向上及び増進のために必要と判断された解剖、死亡時画像診断、検査が的確に実施されるよう、引き続き、異状死死因究明支援事業により、報酬や備品等必要な費用を支援する。（厚生労働省）（再掲） 【施策番号59】

○　厚生労働省において、死因究明に係る薬毒物検査における標準品の必要性や、必要とされる標準品が整備される方策について検討を行い、一定の方向性を明らかにする。（厚生労働省） 【施策番号60】

○　警察において、本格的な薬毒物定性検査を実施する必要がある場合に、必要な検査を迅速かつ的確に実施することができるよう、科学捜査研究所の体制整備を図る。また、必要に応じて法医学教室等の関係機関とも連携を図る。（警察庁）（再掲）

【施策番号61】

○　警察において、簡易検査キットを用いた予試験の徹底、複数の簡易薬物検査キットの活用等薬毒物検査の充実を図るとともに、現場の状況等から必要があると認めるときは、科学捜査研究所において、本格的な定性検査を実施しているところ、引き続き、必要と認められる場合に、必要な定性検査の確実な実施を図る。（警察庁）

【施策番号62】

○　警察において、死因・身元調査法に基づく検査の適切な実施を推進するため、都道府県医師会、法医学教室等との連携強化を図る。また、必要な検査を確実に実施することができるよう、その実施体制の見直しを行う。（警察庁）（再掲） 【施策番号63】

○　海上保安庁において、簡易検査キットを用いた薬物検査を実施しているところ、引き続き、必要があると認めるときは確実に薬毒物に係る定性検査の実施を図る。（海上保安庁） 【施策番号64】

○　文部科学省において、地方において実施する検案、解剖、薬毒物検査等の実施体制

の充実に係る取組に関し、地方公共団体等からの要請に基づき、大学施設等の活用等を通じて協力するよう、各大学医学部・歯学部関係者が出席する会議等の場を活用し、要請する。（文部科学省）（再掲）　　　　　　　　　　　　　　　　【施策番号65】

（死亡時画像診断の活用）

○　厚生労働省において、各地域において必要な死因究明等が円滑に実施され、その結果が公衆衛生の向上・増進等に活用される体制が構築されるよう、地方公共団体に対し、死体検案、解剖、死亡時画像診断、薬毒物・感染症等の検査、身元確認等に係る専門的機能を有する体制整備に必要な協力を行う。（厚生労働省）（再掲）

【施策番号66】

○　厚生労働省において、各地域における死因究明に関し中核的な役割を果たす医療機関、大学等について、感染症対策に対応した解剖、死亡時画像診断、薬毒物・感染症等の検査等を行うための施設・設備を整備する費用を支援する。（厚生労働省）（再掲）

【施策番号67】

○　厚生労働省において、死体検案において疾病の予防・治療を始めとする公衆衛生の向上及び増進のために必要と判断された解剖、死亡時画像診断、検査が的確に実施されるよう、引き続き、異状死死因究明支援事業により、報酬や備品等必要な費用を支援する。（厚生労働省）（再掲）　　　　　　　　　　　　　　【施策番号68】

○　厚生労働省において、日本医師会に委託して、医師及び診療放射線技師を対象に、死亡時画像診断に関する研修会を実施しているところ、引き続き、日本医師会、関係学会等と連携して研修内容を更に充実させることにより、死亡時画像診断を行う者の資質向上を図る。まずは、当該研修会を受講した医師及び診療放射線技師の数を増加させる。（厚生労働省）（再掲）　　　　　　　　　　　　　　【施策番号69】

○　厚生労働省において、引き続き、異状死死因究明支援事業で実施する小児死亡例に対する死亡時画像診断の情報や医療機関内の小児死亡例に対する死亡時画像診断の情報を日本医師会に委託してモデル的に収集・分析するほか、警察が実施する小児死亡例の死亡時画像診断に関しても警察庁等と連携を図り、死亡時画像診断の有用性や有効に行うための条件等を検証する。また、検証した結果に基づき、死亡時画像診断に関する研修用の資料を作成するほか、研修内容に反映させる。（厚生労働省）（再掲）

【施策番号70】

○　警察において、死因・身元調査法に基づく検査の適切な実施を推進するため、都道府県医師会、法医学教室等との連携強化を図る。また、必要な検査を確実に実施することができるよう、その実施体制の見直しを行う。（警察庁）（再掲）　【施策番号71】

○　警察等において、死亡時画像診断の実施に協力を得られた病院との協力関係を強化・構築することにより、死亡時画像診断を実施する必要があると認められる場合に、確実な死亡時画像診断の実施を図る。（警察庁、海上保安庁）（再掲）　　【施策番号72】

○　文部科学省において、地方において実施する検案、解剖、薬毒物検査等の実施体制の充実に係る取組に関し、地方公共団体等からの要請に基づき、大学施設等の活用等を通じて協力するよう、各大学医学部・歯学部関係者が出席する会議等の場を活用し、要請する。（文部科学省）（再掲）　　　　　　　　　　　　　　　　　【施策番号 73】

(7) 身元確認のための死体の科学調査の充実及び身元確認に係るデータベースの整備（法第 16 条）

○　関係省庁において、大規模災害の発生等に備えた各地域における身元確認体制の構築を推進するため、日本歯科医師会による、歯科所見による身元確認を行う歯科医師の体制整備に関し、研修に係る人材派遣や技能向上に必要な情報の還元等を始めとした必要な協力を行う。（厚生労働省、警察庁、文部科学省、海上保安庁）（再掲）

【施策番号 74】

○　警察において、「身元不明死体情報」と「行方不明者情報」を対照するに当たって、DNA 型記録の照会及び歯科所見情報を含む身体特徴等の照会により身元確認に活用する「身元確認照会システム」を構築したところ、当該システムを適正かつ効果的に運用する。（警察庁）（再掲）　　　　　　　　　　　　　　　【施策番号 75】

○　警察において、身元不明死体の身元確認のために必要な DNA 型鑑定を適切に実施することができるよう鑑定体制の整備等を図る。また、必要に応じて法医学教室等の関係機関とも連携を図る。（警察庁）（再掲）　　　　　　　　　　　【施策番号 76】

○　警察庁において、大規模災害等における迅速な歯科所見情報の採取・照合が可能となるよう、日本歯科医師会と必要な調整を図り、歯科医師に対する照会要領を定めるなど、平素から所要の準備を進める。（警察庁）　　　　　　　　　【施策番号 77】

○　厚生労働省において、歯科医療機関が保有する歯科診療情報を身元確認へ活用するための大規模データベースの構築に向けて、「口腔診査情報標準コード仕様」により標準化した口腔診査情報を効率的・効果的に収集するための方策について、関係法令との整合性を図りつつ個人情報等の取扱いも含めて検討するとともに、電子カルテ等への「口腔診査情報標準コード仕様」の実装を推進するため、全国の歯科医療関係者に周知を行うなど、標準化された歯科診療情報を収集・活用するための整備を図る。また、電子カルテ等に保存されている口腔診査情報以外の歯科診療情報の活用の可能性についても検討を行う。（厚生労働省）　　　　　　　　　　　　【施策番号 78】

○　海上保安庁において、身元不明死体に係る遺伝子構造の検査、歯牙の調査等を実施する必要があると認めるときは、それらを確実に実施できるよう、引き続き、都道府県警察、法医学教室、都道府県歯科医師会等との協力関係の強化・構築を図る。（海上保安庁）（再掲）　　　　　　　　　　　　　　　　　　　　【施策番号 79】

(8) 死因究明により得られた情報の活用及び遺族等に対する説明の促進（法第 17 条）

（死因究明により得られた情報の活用）

○ 警察等において、死因・身元調査法に基づき、明らかになった死因がその後同種の被害を発生させるおそれのあるものであって、必要があると認めるときは、その旨を関係行政機関に通報する。（警察庁、海上保安庁）　【施策番号80】

○ 厚生労働省において、関係法令との整合性を図りつつ、解剖、死亡時画像診断等の情報を収集するデータベースを構築し、異状死死因究明支援事業等を通じてその登録件数を拡大する。また、製品事故等の社会的問題を発見した場合には、関係行政機関への速やかな連絡を行う。（厚生労働省）　【施策番号81】

○ 厚生労働省において、引き続き、解剖や死亡時画像診断の結果を含む異状死死因究明支援事業等の成果を検証し、その結果を、検案する医師を対象とした専門的な死体検案研修等に反映すること等により、検案する医師の資質向上を図る。（厚生労働省）（再掲）　【施策番号82】

○ 警察において、都道府県医師会と都道府県警察による合同研修会等の積極的な開催に努めるとともに、検案する医師の資質・能力向上に資するために開催される死体検案研修等について、警察においても、警察の死体取扱業務の状況や取扱事例の紹介を行うなどの協力を進める。

　また、海上保安庁において、引き続き、都道府県医師会及び都道府県警察と調整を行い、合同研修会等への参画機会の拡充を図る。（警察庁、海上保安庁）（再掲）

【施策番号83】

○ 死亡時画像を読影する医師及び撮影する診療放射線技師の資質の向上を図るため、各都道府県において開催される研修等について、警察においても、死亡時画像診断を実施した事例の紹介を行うなどの協力を進める。（警察庁）（再掲）　【施策番号84】

○ 検案する医師が、死亡時画像診断や解剖等の結果と検案結果を比較することができるよう、警察等においては、警察等が取り扱う死体に係る解剖・検査等の結果について、捜査への影響等に留意しつつ、検案する医師に効果的かつ効率的に還元する。

　また、死亡時画像を読影する医師が、解剖結果と読影結果を比較することができるよう、警察等においては、警察等が取り扱う死体に係る解剖等の結果について、捜査への影響等に留意しつつ、読影する医師に効果的かつ効率的に還元する。（警察庁、海上保安庁）（再掲）　【施策番号85】

○ 厚生労働省において、死因等に関する情報を正確に把握し、効果的に施策に反映することができるよう、死亡診断書（死体検案書）の様式等について必要な見直しを行うとともに、死亡診断書（死体検案書）の電子的交付について、関係省庁と連携して検討を進め、実現可能な体制等の方向性を示す。（厚生労働省）（再掲）【施策番号86】

○ 厚生労働省において、予防のための子どもの死亡検証（Child Death Review）の実施体制の整備について試行的に実施しているところ、死亡検証により得られた子どもの死亡の原因に関する情報の収集、管理、活用等の在り方について検討を行い、一定

の方向性を明らかにする。（厚生労働省、内閣府、警察庁、法務省、文部科学省）

【施策番号 87】

○ 厚生労働省において、地方公共団体による虐待により児童が心身に著しく重大な被害を受けた事例の分析に資するよう、医療機関及び法医学教室等において虐待による死亡が疑われると判断した場合には、関係法令との整合性を図りつつ、児童相談所等の関係機関に情報を共有することについて周知を図る。（厚生労働省）【施策番号 88】

（死因究明により得られた情報の遺族等に対する説明の促進）

○ 司法解剖等の犯罪捜査の手続が行われた死体に係る死因等については、現在も、刑事訴訟法（昭和 23 年法律第 131 号）第 47 条の趣旨を踏まえつつ、可能な範囲で遺族等に説明を行っているところ、引き続き、捜査への影響、第三者のプライバシーの保護等に留意しつつ、丁寧な説明に努め、死者についての情報を知りたいという遺族の気持ちにできるだけ応えられるよう努める。（警察庁、法務省、海上保安庁）【施策番号 89】

○ 犯罪捜査の手続が行われていない死体に係る死因等については、第三者のプライバシーの保護に留意しつつも、死因・身元調査法の趣旨を踏まえ、遺族等の要望に応じ、書面を交付するなど丁寧な説明に努める。（警察庁、海上保安庁）　　　【施策番号 90】

○ 解剖結果、死亡時画像診断結果、検案結果、身元確認結果等の専門的知識を要する事項については、解剖等を行った医師や歯科所見を採取して身元確認の異同を判断した歯科医師に説明を依頼するなど、遺族等の要望を的確に踏まえた対応に努める。（警察庁、海上保安庁）　　　　　　　　　　　　　　　　　　　　　　【施策番号 91】

○ 遺族等からの要望があった場合には、死亡診断書（死体検案書）の内容についてできるだけ丁寧に説明すべきであることを、死亡診断書（死体検案書）記入マニュアルに記載しているところ、日本医師会等を通じてその旨を周知する。（厚生労働省）

【施策番号 92】

(9) 情報の適切な管理（法第 18 条）

○ 死因究明等により得られた情報については、死者及びその遺族等の権利利益等に配慮して管理する必要があることを踏まえ、当該情報を取り扱う者に対して情報管理の重要性を周知徹底すること等を通じて、その適切な管理を図る。（厚生労働省、警察庁、法務省、文部科学省、海上保安庁）　　　　　　　　　　　　　　　　　【施策番号 93】

4　推進体制等

(1) 推進体制と本計画の見直し

法第 19 条第 7 項においては、「政府は、死因究明等に関する施策の進捗状況等を踏まえ、3 年に 1 回、本計画に検討を加え、必要があると認めるときは、これを変更しなければならない。」とされている。

　本規定に基づき、国は、本計画策定後3年に1回を目途に、本計画に検討を加え、必要に応じて見直すこととする。加えて、死因究明等を巡る状況変化を的確に捉えた上で施策を推進することが重要であることから、各関係省庁の施策について少なくとも毎年1回のフォローアップを行い、必要な改善方策について各省庁が検討する機会を設けることとする。

(2) 中長期的な課題について

　「3　死因究明等に関し講ずべき施策」において記載したとおり、本計画においては、国が死因究明等の実務の主体となる地方公共団体や大学の体制等について基礎的な調査を行い、我が国の死因究明等の状況について一定の指標により実態を把握することとしている。把握したデータに基づき、今後、国において施策の評価や地域間の比較を行い、必要な人材確保、体制整備等についてより明確化することを目指す。その中で、法医学者や死体検案を行う医師等の人材のキャリアパスを含めた処遇や法医学教室等の地域の死因究明等を担う機関への支援の在り方についても検討することとする。また、新興感染症の脅威を踏まえ、解剖に従事する医師、警察等の検視・調査への立会い・検案をする医師等の安全確保に向けた方策についても引き続き検討する。

16 死因究明等施策関係予算

（単位：百万円）

	施策・事業	令和3年度 予算額	令和4年度 当初予算額	対前年度 増減額
警察庁	小　計	3,106	3,098	△ 8
	司法解剖に要する経費	2,259	2,221	△ 38
	検視に要する経費	153	152	△ 1
	死体の調査及び検査に要する経費	327	365	38
	死因・身元調査法に基づく解剖の実施に要する経費	275	270	△ 5
	死体関連初動捜査の推進に要する経費	2	1	△ 1
	検視支援装置の整備に要する経費	25	26	2
	遺体保冷庫の整備に要する経費	3	2	△ 2
	死体取扱業務に係る教養に要する経費	51	51	0
	身元確認のための歯牙鑑定に要する経費	10	10	0
法務省	小　計	169	140	△ 29
	司法解剖に伴う経費	165	137	△ 29
	検視に要する経費	3	3	0
文部科学省	小　計	73	40	△ 33
	基礎研究医養成活性化プログラム	73	40	△ 33
厚生労働省	小　計　（内数としているものを除く。）	345	371	26
	死因究明拠点整備モデル事業	0	48	48
	死亡時画像診断システム等整備事業	医療施設等設備整備費補助金（3,373百万）及び医療施設等施設設備費補助金（5,463百万円）の内数	医療施設等設備整備費補助金（2,218百万）及び医療施設等施設設備費補助金（2,698百万円）の内数	
	異状死死因究明支援事業	108	116	8
	異状死死因究明支援事業等に関する検証事業 （令和4年度からデジタル庁に一括計上）	41	10	△ 30
	死体検案講習会事業	20	20	0
	死亡時画像読影技術等向上研修事業	11	11	0
	死体検案医を対象とした死体検案相談事業	36	36	0
	歯科情報のデータベース構築に係る検証事業	15	15	0
	災害歯科保健医療チーム養成支援事業（歯科分野）	5	5	0
	予防のための子どもの死亡検証（Child Death Review）体制整備モデル事業	109	109	0
	予防のための子どもの死亡検証体制整備委託事業	保健福祉調査委託費（47百万円）の内数	母子保健衛生対策推進事業委託費（208百万円）の内数	
海上保安庁	小　計	125	103	△ 22
	解剖経費	45	44	△ 1
	死亡時画像診断経費	5	5	0
	歯牙鑑定経費	1	1	0
	検視等医師立会経費	1	1	0
	死因究明等に係る研修経費	9	9	0
	検視及び死体の調査・検査等に要する経費	64	43	△ 21
	総　計	3,817	3,751	△ 66

（注）施策・事業の予算額はそれぞれ四捨五入しているので、合計や差額と一致しない箇所がある。

17　法医学教室における体制及び死体取扱状況

都道府県	令和3年5月1日時点			令和3年度中							
	大学等の法医学教室の設置数	大学等の法医学教室の医師数（常勤職員）	大学等の法医学教室の医師数（大学院生等）	大学等の法医学教室の取扱死体数	うち解剖実施体数	うち司法解剖	うち調査法解剖	うちその他の解剖	うち死亡時画像診断実施体数	うち薬毒物定性検査実施体数	うち身元確認のためのDNA型検査実施体数
全国	83	158	69	19,374	12,857	9,127	2,715	1,015	8,747	8,236	87
北海道	3	4	4	2,061	895	845	42	8	1,116	804	5
青森県	1	1	0	277	277	274	3	0	0	0	0
岩手県	1	1	0	129	127	120	7	0	127	60	0
宮城県	2	4	1	340	340	259	81	0	182	122	2
秋田県	1	1	0	125	125	83	42	0	125	103	0
山形県	1	1	1	127	127	71	56	0	0	110	0
福島県	1	3	5	368	157	143	14	0	339	151	0
茨城県	1	1	2	96	96	96	0	0	0	81	0
栃木県	2	3	1	172	172	143	29	0	0	22	0
群馬県	1	4	1	122	122	108	14	0	122	122	0
埼玉県	2	4	0	271	271	252	18	1	122	148	1
千葉県	3	10	3	650	601	482	105	14	499	572	2
東京都	12	21	15	2,506	2,089	470	785	834	1,207	1,064	11
神奈川県	5	19	2	2,317	748	494	208	46	992	321	3
新潟県	1	2	3	422	179	170	9	0	293	90	0
富山県	1	2	0	186	186	165	21	0	0	171	0
石川県	2	2	0	168	168	162	6	0	27	0	0
福井県	1	1	1	153	79	73	6	0	140	0	0
山梨県	1	2	0	69	69	65	4	0	0	0	0
長野県	1	1	0	190	186	186	0	0	73	184	62
岐阜県	1	1	0	139	139	125	14	0	0	0	0
静岡県	1	3	1	206	188	166	22	0	0	18	0
愛知県	4	7	0	435	435	355	80	0	0	212	0
三重県	1	1	0	166	158	151	7	0	0	128	0
滋賀県	1	3	3	193	189	139	50	0	0	0	0
京都府	2	5	3	1,142	297	237	60	0	1,135	152	0
大阪府	5	7	3	652	601	535	66	0	416	258	1
兵庫県	2	5	2	749	747	288	388	71	0	308	0
奈良県	1	1	2	232	228	201	25	2	0	0	0
和歌山県	1	2	0	214	214	144	70	0	214	213	0
鳥取県	1	1	1	100	63	48	15	0	100	0	0
島根県	1	2	2	153	106	80	26	0	7	74	0
岡山県	2	3	1	200	190	145	43	2	18	168	0
広島県	1	3	0	112	108	103	5	0	85	65	0
山口県	1	3	1	153	141	112	28	1	0	84	0
徳島県	1	1	0	214	87	82	3	2	25	0	0
香川県	1	1	0	112	108	100	8	0	109	29	0
愛媛県	1	1	0	143	131	115	16	0	93	127	0
高知県	1	2	1	85	85	78	7	0	0	86	0
福岡県	4	7	2	444	428	408	20	0	45	376	0
佐賀県	1	1	0	41	41	38	3	0	0	0	0
長崎県	1	2	6	1,407	178	170	4	4	761	1,407	0
熊本県	1	2	0	162	120	119	1	0	139	114	0
大分県	1	2	0	114	69	60	9	0	2	0	0
宮崎県	1	2	0	32	32	27	5	0	32	0	0
鹿児島県	1	1	1	365	227	198	29	0	202	227	0
沖縄県	1	2	1	660	533	242	261	30	0	65	0

※　本表において、大学等の法医学教室とは、大学の法医学に関する講座等及び法医解剖を実施している講座等並びに防衛医科大学校の法医学講座をいう。本表は、大学等の法医学教室に対して調査・回答を依頼し、令和4年6月までに得た当該回答を当該法医学教室が置かれている都道府県別に集計したものである。

※　死亡時画像診断実施体数、薬毒物定性検査実施体数及び身元確認のためのDNA型検査実施体数の欄に計上している数には、外部機関に委託して実施したものの数は含まない。

※　薬毒物定性検査実施体数の欄には、ガス（又は液体）クロマトグラフを用いて当該検査を実施した死体の数を計上している。

18 監察医務機関における体制及び死体取扱状況

都道府県	令和3年5月1日時点		令和3年中							
	監察医務機関の医師数（常勤職員）	監察医務機関の医師数（非常勤職員）	監察医務機関の取扱死体数	うち解剖実施体数	うち司法解剖	うち調査法解剖	うちその他の解剖	うち死亡時画像診断実施体数	うち薬毒物定性検査実施体数	うち身元確認のためのDNA型検査実施体数
全国	16	115	20,714	3,353	0	0	3,353	3,876	2,058	0
東京都	14	53	14,241	2,003	0	0	2,003	2,263	714	0
神奈川県	未設置									
愛知県	0	6	0	0	0	0	0	0	0	0
大阪府	1	45	5,095	261	0	0	261	1,613	62	0
兵庫県	1	11	1,378	1,089	0	0	1,089	0	1,282	0

※ 本表は、監察医を置くべき地域を定める政令に規定された地域を管轄する都府県に対して調査・回答を依頼し、令和4年5月までに得た当該回答を集計したものである。

※ 死亡時画像診断実施体数、薬毒物定性検査実施体数及び身元確認のためのDNA型鑑定実施体数の欄に計上している数には、外部機関に委託して実施したものの数は含まない。

※ 薬毒物定性検査実施体数の欄には、ガス（液体）クロマトグラフを用いて当該検査を実施した死体の数を計上している。

19 海上保安庁における死因究明等に係る体制及び死体取扱状況

管区海上保安本部	令和3年4月1日時点	令和3年中											
	鑑識官数	死体取扱数	うち鑑識官臨場数	鑑識官臨場率	うち解剖実施体数	うち司法解剖	うち調査法解剖	うちその他の解剖	解剖率	うち薬毒物検査の実施体数	実施率	うち死亡時画像診断の実施体数	実施率
全国	78	276	127	46.0%	149	137	10	2	54.0%	53	19.2%	74	26.8%
第一管区海上保安本部	10	16	11	68.8%	5	5	0	0	31.3%	4	25.0%	8	50.0%
第二管区海上保安本部	8	21	13	61.9%	12	10	2	0	57.1%	0	0.0%	3	14.3%
第三管区海上保安本部	9	47	21	44.7%	30	24	5	1	63.8%	6	12.8%	11	23.4%
第四管区海上保安本部	5	15	0	0.0%	4	4	0	0	26.7%	5	33.3%	7	46.7%
第五管区海上保安本部	7	28	6	21.4%	22	21	0	1	78.6%	0	0.0%	0	0.0%
第六管区海上保安本部	8	36	8	22.2%	16	16	0	0	44.4%	7	19.4%	8	22.2%
第七管区海上保安本部	11	40	22	55.0%	14	14	0	0	35.0%	17	42.5%	17	42.5%
第八管区海上保安本部	6	16	16	100.0%	11	11	0	0	68.8%	1	6.3%	3	18.8%
第九管区海上保安本部	4	11	9	81.8%	5	5	0	0	45.5%	3	27.3%	4	36.4%
第十管区海上保安本部	6	19	19	100.0%	6	6	0	0	31.6%	10	52.6%	13	68.4%
第十一管区海上保安本部	4	27	2	7.4%	24	21	3	0	88.9%	0	0.0%	0	0.0%

※ 第一管区海上保安本部が所轄する区域は、北海道である。
※ 第二管区海上保安本部が所轄する区域は、青森県、岩手県、宮城県、秋田県、山形県及び福島県である。
※ 第三管区海上保安本部が所轄する区域は、茨城県、千葉県、栃木県、群馬県、埼玉県、東京都、神奈川県、山梨県及び静岡県である。
※ 第四管区海上保安本部が所轄する区域は、岐阜県、愛知県及び三重県である。
※ 第五管区海上保安本部が所轄する区域は、滋賀県、大阪府、奈良県、兵庫県の一部、和歌山県、徳島県及び高知県である。
※ 第六管区海上保安本部が所轄する区域は、岡山県、広島県、山口県の一部、香川県及び愛媛県である。
※ 第七管区海上保安本部が所轄する区域は、山口県の一部、福岡県、佐賀県、長崎県及び大分県である。
※ 第八管区海上保安本部が所轄する区域は、福井県、京都府、兵庫県の一部、鳥取県及び島根県である。
※ 第九管区海上保安本部が所轄する区域は、新潟県、長野県、富山県及び石川県である。
※ 第十管区海上保安本部が所轄する区域は、熊本県、宮崎県及び鹿児島県である。
※ 第十一管区海上保安本部が所轄する区域は、沖縄県である。
※ 鑑識官とは、鑑識業務及び死体取扱業務に係る事務を職務とする海上保安官をいう。
※ 薬毒物検査の実施体数及び死亡時画像診断の実施体数は、死因・身元調査法の規定に基づいて実施したものを計上している。

20　都道府県警察における死因究明等に係る体制及び死体取扱状況

都道府県警察	令和3年4月1日時点 検視官数	死体取扱数	うち検視官臨場数	検視官臨場率	うち解剖実施体数	うち司法解剖	うち調査法解剖	うちその他の解剖	解剖率	うち薬毒物検査の実施体数	実施率	うち死亡時画像診断の実施体数	実施率
全国	378	173,220	139,792	80.7%	18,023	8,427	3,203	6,393	10.4%	162,959	94.1%	16,534	9.5%
北海道警察	17	8,273	7,114	86.0%	881	820	59	2	10.6%	7,864	95.1%	2,526	30.5%
青森県警察	7	2,252	2,100	93.3%	297	293	4	0	13.2%	2,193	97.4%	259	11.5%
岩手県警察	5	1,764	1,666	94.4%	114	106	8	0	6.5%	1,640	93.0%	31	1.8%
宮城県警察	7	3,176	2,835	89.3%	327	238	89	0	10.3%	2,884	90.8%	134	4.2%
秋田県警察	5	1,307	1,307	100.0%	121	77	44	0	9.3%	1,209	92.5%	82	6.3%
山形県警察	7	1,617	1,459	90.2%	131	78	53	0	8.1%	1,516	93.8%	325	20.1%
福島県警察	7	2,720	2,567	94.4%	125	111	14	0	4.6%	2,634	96.8%	1,576	57.9%
茨城県警察	7	4,269	3,826	89.6%	271	205	37	29	6.3%	3,954	92.6%	170	4.0%
栃木県警察	6	3,197	2,376	74.3%	169	126	42	1	5.3%	3,171	99.2%	145	4.5%
群馬県警察	6	2,825	2,714	96.1%	98	86	12	0	3.5%	2,718	96.2%	463	16.4%
埼玉県警察	17	10,145	8,274	81.6%	438	402	26	10	4.3%	9,133	90.0%	243	2.4%
千葉県警察	15	9,139	8,456	92.5%	498	408	79	11	5.4%	8,761	95.9%	300	3.3%
警視庁	27	22,390	13,353	59.6%	3,653	171	674	2,808	16.3%	21,689	96.9%	1,021	4.6%
神奈川県警察	16	12,480	7,056	56.5%	3,245	459	734	2,052	26.0%	11,422	91.5%	350	2.8%
新潟県警察	6	3,203	2,327	72.7%	166	150	9	7	5.2%	3,166	98.8%	115	3.6%
富山県警察	4	1,415	1,415	100.0%	176	156	20	0	12.4%	1,359	96.0%	17	1.2%
石川県警察	4	1,338	1,289	96.3%	163	158	5	0	12.2%	1,278	95.5%	80	6.0%
福井県警察	4	1,220	1,149	94.2%	83	78	5	0	6.8%	1,195	98.0%	262	21.5%
山梨県警察	4	1,102	1,102	100.0%	86	83	3	0	7.8%	1,039	94.3%	585	53.1%
長野県警察	7	2,471	2,054	83.1%	179	179	0	0	7.2%	2,305	93.3%	368	14.9%
岐阜県警察	5	2,344	1,929	82.3%	124	111	13	0	5.3%	2,190	93.4%	255	10.9%
静岡県警察	9	4,165	3,706	89.0%	204	176	23	5	4.9%	3,992	95.8%	297	7.1%
愛知県警察	14	7,801	6,404	82.1%	413	339	74	0	5.3%	7,161	91.8%	1,231	15.8%
三重県警察	5	2,460	2,141	87.0%	120	111	9	0	4.9%	2,354	95.7%	51	2.1%
滋賀県警察	5	1,692	1,561	92.3%	154	112	42	0	9.1%	1,524	90.1%	154	9.1%
京都府警察	7	2,928	2,857	97.6%	263	211	52	0	9.0%	2,547	87.0%	892	30.5%
大阪府警察	28	14,294	9,122	63.8%	843	472	108	263	5.9%	13,319	93.2%	77	0.5%
兵庫県警察	15	5,619	5,390	95.9%	1,763	218	392	1,153	31.4%	5,559	98.9%	244	4.3%
奈良県警察	6	1,915	1,746	91.2%	200	176	23	1	10.4%	1,851	96.7%	54	2.8%
和歌山県警察	6	1,460	1,299	89.0%	201	133	68	0	13.8%	1,265	86.6%	76	5.2%
鳥取県警察	5	979	979	100.0%	65	45	20	0	6.6%	952	97.2%	145	14.8%
島根県警察	4	887	842	94.9%	108	77	28	3	12.2%	850	95.8%	77	8.7%
岡山県警察	5	2,423	2,342	96.7%	163	123	38	2	6.7%	2,205	91.0%	284	11.7%
広島県警察	8	3,253	2,902	89.2%	104	99	5	0	3.2%	3,058	94.0%	276	8.5%
山口県警察	7	2,185	2,057	94.1%	143	104	37	2	6.5%	2,141	98.0%	80	3.7%
徳島県警察	4	965	964	99.9%	80	75	5	0	8.3%	938	97.2%	259	26.8%
香川県警察	4	1,421	1,344	94.6%	93	79	14	0	6.5%	1,360	95.7%	189	13.3%
愛媛県警察	7	1,970	1,920	97.5%	132	115	17	0	6.7%	1,864	94.6%	197	10.0%
高知県警察	4	1,167	1,133	97.1%	85	77	8	0	7.3%	1,022	87.6%	94	8.1%
福岡県警察	14	5,730	4,617	80.6%	365	345	20	0	6.4%	5,601	97.7%	318	5.5%
佐賀県警察	5	1,025	1,012	98.7%	82	75	5	2	8.0%	997	97.3%	124	12.1%
長崎県警察	6	1,543	1,321	85.6%	173	167	2	4	11.2%	1,495	96.9%	500	32.4%
熊本県警察	5	2,173	1,809	83.2%	117	116	1	0	5.4%	1,751	80.6%	536	24.7%
大分県警察	5	1,253	1,189	94.9%	67	58	9	0	5.3%	1,089	86.9%	299	23.9%
宮崎県警察	5	1,362	1,360	99.9%	74	65	9	0	5.4%	1,196	87.8%	317	23.3%
鹿児島県警察	7	1,960	1,634	83.4%	152	130	22	0	7.8%	1,760	89.8%	272	13.9%
沖縄県警察	5	1,943	1,773	91.3%	514	234	242	38	26.5%	1,788	92.0%	184	9.5%

※　検視官とは、原則として、刑事部門における10年以上の捜査経験又は捜査幹部として4年以上の強行犯捜査等の経験を有する警視の階級にある警察官で、警察大学校における法医専門
　　研究科を修了した者から任用される死体取扱業務の専門家をいう。
※　死体取扱数には交通関係及び東日本大震災による死者は含まない。
※　薬毒物検査の実施体数及び死亡時画像診断の実施体数は、死因・身元調査法の規定に基づいて実施したものを計上している。
※　薬毒物検査の実施体数には、簡易薬毒物検査キットによる検査のほか、分析機器による検査を行ったものも含まれる。

令和4年版
死因究明等推進白書

令和4年10月26日　発行　　　　　　　定価は表紙に表示してあります。

編　集　　　厚 生 労 働 省
　　　　　　　〒100-8916
　　　　　　　東京都千代田区霞が関 1 - 2 - 2
　　　　　　　　　　　　TEL 03 (5253) 1111
　　　　　　　URL：http://www.mhlw.go.jp/

発　行　　　日 経 印 刷 株 式 会 社
　　　　　　　〒102-0072
　　　　　　　東京都千代田区飯田橋2 - 15 - 5
　　　　　　　　　　　　TEL 03 (6758) 1011

発　売　　　全 国 官 報 販 売 協 同 組 合
　　　　　　　〒100-0013
　　　　　　　東京都千代田区霞が関 1 - 4 - 1
　　　　　　　　　　　　TEL 03 (5512) 7400

ISBN978-4-86579-345-1